中国医学临床百家

段蕴铀 /著

结节病
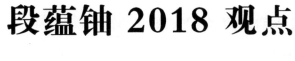
段蕴铀 2018 观点

科学技术文献出版社
SCIENTIFIC AND TECHNICAL DOCUMENTATION PRESS
·北京·

图书在版编目（CIP）数据

结节病段蕴铀2018观点 / 段蕴铀著. —北京：科学技术文献出版社，2018.4
（2019.3重印）

ISBN 978-7-5189-4004-2

Ⅰ.①结… Ⅱ.①段… Ⅲ.①肺疾病—诊疗 Ⅳ.① R563

中国版本图书馆 CIP 数据核字（2018）第 038187 号

结节病段蕴铀2018观点

策划编辑：帅莎莎　责任编辑：巨娟梅　帅莎莎　责任校对：张吲哚　责任出版：张志平

出　版　者	科学技术文献出版社	
地　　　址	北京市复兴路15号　　邮编　100038	
编　务　部	(010) 58882938，58882087（传真）	
发　行　部	(010) 58882868，58882870（传真）	
邮　购　部	(010) 58882873	
官 方 网 址	www.stdp.com.cn	
发　行　者	科学技术文献出版社发行　全国各地新华书店经销	
印　刷　者	北京虎彩文化传播有限公司	
版　　　次	2018 年 4 月第 1 版　2019 年 3 月第 3 次印刷	
开　　　本	710×1000　1/16	
字　　　数	48千	
印　　　张	5.75　彩插4面	
书　　　号	ISBN 978-7-5189-4004-2	
定　　　价	58.00元	

序
Foreword

韩启德

欧洲文艺复兴后，以维萨利发表《人体构造》为标志，现代医学不断发展，特别是从 19 世纪末开始，随着科学技术成果大量应用于医学，现代医学发展日新月异，发生了根本性的变化。

在过去的一个世纪里，我国现代化进程加快，现代医学也急起直追。但由于启程晚，经济社会发展落后，在相当长的时期里，我国的现代医学远远落后于发达国家。记得 20 世纪 50 年代，我虽然生活在上海这个最发达的城市里，但是母亲做子宫切除术还要到全市最高级的医院才能完成；我患猩红热继发严重风湿性心包炎，只在最严重昏迷时用过一点青霉素。20世纪60—70年代，我从上海第一医学院毕业后到陕西农村基层工作，在很多时候还只能靠"一根针，一把草"治病。但是改革开放仅仅30多年，我国现代医学的发展水平已经接近发达国家。可以说，世界上所有先进的诊疗方法，中国的医生都能做，有的还做得更好。更为可喜的是，近年来我国医学界开始取得越来越多的原创性成果，在某些点上已经处于世界领先地位。中国医生已经不再盲从发达国家的疾病诊疗指南，而能根据我们自己的经验和发现，根据我国自己的实际情况制定临床标准和规范。我们越来越有自己的东西了。

要把我们"自己的东西"扩展开来，要获得越来越多"自己的东西"，就必须加强学术交流。我们一直非常重视与国外的学术交流，第一时间掌握国外学术动向，越来越多地参与国际学术会议，有了"自己的东西"也总是要在国外著名刊物去发表。但与此同时，我们更需要重视国内的学术交流，第一时间把自己的创新成果和可贵的经验传播给国内同行，不仅为加强学术互动，促进学术发展，更为学术成果的推广和应用，推动我国医学事业发展。

我国医学发展很不平衡，经济发达地区与落后地区之间差别巨大，先进医疗技术往往只有在大城市、大医院才能开展。在这种情况下，更需要采取有效方式，把现代医学的最新进展以及我国自己的研究成果和先进经验广泛传播开去。

基于以上考虑，科学技术文献出版社精心策划出版《中国医学临床百家》丛书。每本书涵盖一种或一类疾病，由该疾病领域领军专家撰写，重点介绍学术发展历史和最新研究进展，并提供具体临床实践指导。临床疾病上千种，丛书拟以每年百种以上规模持续出版，高时效性地整体展示我国临床研究和实践的最高水平，不能不说是一个重大和艰难的任务。

我浏览了丛书中已经完稿的几本书，感觉都写得很好，既全面阐述有关疾病的基本知识及其来龙去脉，又介绍疾病的最新进展，包括笔者本人及其团队的创新性观点和临床经验，学风严谨，内容深入浅出。相信每一本都保持这样质量的书定会受到医学界的欢迎，成为我国又一项成功的优秀出版工程。

《中国医学临床百家》丛书出版工程的启动，是我国现代医学百年进步的标志，也必将对我国临床医学发展起到积极的推动作用。衷心希望《中国医学临床百家》丛书的出版取得圆满成功！

是为序。

作者简介

段蕴铀，海军总医院专家组组长，主任医师，专业技术少将军衔，第二军医大学博士生，硕士生导师，军事医学科学院博士生导师。

曾获国务院政府特殊津贴，军队特殊人才岗位津贴，全军先进医院院长，中国呼吸医师奖，中央军委保健突出个人贡献奖。曾任第一至第三届中国呼吸医师协会常委，中华医学会航海医学会的副主委，中华医学会航空航天医学会常委、中国药学会抗生素专业委员会的常委，解放军医学科委会第七、第八、第九届的委员，海军医学科委会的副主任委员，中央军委保健委员会会诊专家，中华医学会医疗鉴定专家，国家药监局新药评审专家，中国防灾协会医学分会常务理事等，并担任十余种核心期刊的副主编和编委。

从事呼吸内科专业四十余年，在呼吸系统疾病领域具有精湛的临床诊断，治疗技术，对呼吸内科疑难症的诊治具有独到的经验。较早就注意到变异性哮喘的咳嗽特点及其与气道反应性的关系（论文 1992 年发表于解放军医学杂志），在国内他率先应用无创型 BiPAP 呼吸机治疗 Ⅱ 型呼吸衰竭并总结经验（论文发表于 1995 年中国危重病急救医学），为以后国内广泛应用无创呼吸机治疗 Ⅱ 型呼吸衰竭积累了临床实际经验。在应用氩氦刀冷冻治疗肺癌，特别是经皮穿刺治疗肺癌方面，积累了世界最多病例及获得良好治疗效果，受到世界冷冻协会推崇并予以表彰，近年来在结节病临床和基础研究上投入了大力气，鼠的结节病模型已获得成功，并进行了一些相关研究，有关结节病临床研究方面也撰写了大量论文。

科研成果方面，共获国家科技进步二等奖一项，全军医疗成果一等奖一项，全军科技和医疗成果二等奖九项，全军科技和医疗成果三等奖七项。

以第一作者在核心期刊发表论文 50 篇，以通讯作者发表论文 85 篇，以通讯作者发表 SCI 论文 4 篇，编著专著共 8 部。

前 言

Preface

今天，纂写这本关于结节病诊治的观点，是积我三十余年来对结节病诊治的一些体会和看法而成。虽然结节病是一种全身性疾病，但在中国，绝大部分患者主要表现在肺结节病上，所以从概念上来讲，呼吸内科医生最应该了解和掌握肺结节病的情况，但结节病在全身的表现也不应忽略。结节病自1958年我国首例报道以来，大家对该病的认识逐渐提高，诊断和治疗水平也在不断提高，由于该病一般不太凶险，预后大多良好，笔者认为该病在学术界的重视尚不充分，特别国内研究人员寥寥，不了解结节病的医生也是不在少数，所以就该病而言，发病原因不清楚，诊断误诊率较高，治疗没有成熟统一的标准，这对结节病患者是很不利的。

通过此书，作者最大的希望是让全体医学同道们提高对结节病的认识，特别是肺结节病，当胸片和肺部 CT 上出现纵隔淋巴结肿大，肺内结节影时，诊断考虑中要想到该病。虽然出现上述表现时首先要考虑恶性肿瘤、结核等严重疾病，但不要一锤定音，不再作全面考虑，导致大量的肺结节病患者被迫按照恶性肿瘤和结核等疾病做大量的检查，甚至进行误治。此外，即便是确诊了肺结节病，作者所经历的中国患者中，约

60% 以上不需要进行治疗，从而避免了长期激素治疗带来的不良反应。

医者仁心，以医者的知识帮助你实现仁心。希望此书对行医者诊断和治疗结节病患者有所帮助，同时对患有结节病的患者能获得及时准确诊断和合理治疗有所帮助。

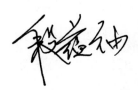

目 录
Contents

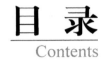

结节病和肺结节病的由来

    1877 年由 Hutchinson 作了结节病的首次报道，1898 年对该病的皮肤损害进行了详细地描述，但并未予以明确命名，在相当长的一段时间内称之为 Mortimer 病。1899 年 Boeck 鉴于患者的皮肤病损在外表上与肉瘤相似，将其称之为"类肉瘤病（sarcoid）"。1914 年 Schaumann 提出本病为系统性疾病，并于 1917 年建议将其命名为良性淋巴肉芽肿（lymphogranuloma benigna）。1940 年正式将本病命名为"结节病（sarcoidosis）"，应用至今。1946 年 Löfgren 发现本病患者的一组临床特征（即结节性红斑、双侧肺门淋巴结肿大、发热和多关节炎的临床症候群），称之为"Löfgren 综合征"。由于结节病主要侵犯肺和纵隔淋巴结，所以有时也称肺结节病，教科书上归类于呼吸系统疾病。1951 年糖皮质激素开始用于结节病的治疗并取得了良好效果。1958 年 Wurm 提出胸片分期，用以评估该病预后。1975 年的结节病国际会议上，将血清血管紧张素转换酶（serum angiotensin converting enzyme，SACE）作为结节病活动性评判的生物学标志物。1987 年成立世界结节病和其他肉芽肿性疾病协会（World Association of Sarcoidosis and Other Granulomatous Disorders，WASOG），取代过去的结节病国际会议。1999 年美国胸科学会（American Thoracic Society，ATS）、欧洲呼吸学会（European Respiratory Society，ERS）和 WASOG 联合发表了肺结节病专家共识。

结节病是一种病因不明，累及全身多系统的非干酪样坏死肉芽肿性疾病，对机体多器官均可产生不同程度的影响。临床表现非常复杂且差异较大，肺部是其最常累及的器官之一，90% 以上的患者表现为双侧肺门和纵隔淋巴结肿大。病变也可侵犯其他部位如皮肤、泪腺、肝脏、脾脏、心脏等，但肺外表现为首发症状的结节病比较少见，仅有极少部分结节病患者以肺外表现为主要临床特征。

结节病是一种自限性疾病，病情常可自行缓解

结节病多数隐匿起病，极少数伴有多脏器损害者则预后不佳。笔者根据多年诊治结节病，特别是肺结节病的临床经验，结合本人及国内外对结节病和肺结节病的研究和治疗，认为目前较为公认的共识有以下三点：

1. 结节病最大危害是误诊

结节病和肺结节病属良性疾病，而目前仍然存在的最大危害是对该病的误诊。很多医务人员，特别是较基层的医生对结节病和肺结节病了解甚少，往往把肺结节病的肺部表现考虑为肺恶性肿瘤、结核等，患者既因为确诊花费了大量的时间和金钱进行检查，又造成了其沉重的心理负担。笔者经常遇到该病患者到我处确诊时，已经历过四五家或更多医院的诊治。国内报道该病误诊

率最高达 63%。

2. 由于误诊导致的误治更为可怕

笔者经治的患者按恶性肿瘤进行放、化疗，按结核进行抗结核治疗的不在少数，造成了很多误治的损害。所以，本书的目的就是要推广肺结节病的临床知识，提高广大医务人员对该病的认知。由于在临床上本病的诊断有时有一定的难度，所以，本病的诊断需要结合临床特征、影像学表现和病理检查进行综合判断。

3. 长期使用激素治疗亦造成很多医源性疾病

国内肺结节病的自限性比例很高，即便不缓解或吸收，也基本多年无进展，而过多激素的长期治疗，反而给患者带来诸多的激素导致的不良反应或疾病。还有患有肺结节病的患者伴有很多呼吸道症状，其实并不是由于肺结节病的原因所致，而是由咽炎、气管炎、支气管炎等这些原因所致，激素的治疗对上述疾病无任何帮助，而症状的反复发作导致长期使用激素治疗，结果造成过度肥胖、糖尿病、骨质疏松等医源性疾病。

结节病任何年龄、性别及种族均可发病，黄种人发病率较低

结节病和肺结节病发病率差异很大，任何年龄、性别及种族均可发病。好发于青中年人，女性稍多于男性，男女发病比例为5 : 7。发病年龄多在40岁以下，80%的发病年龄在25～45岁，儿童和老年人罕见。不同人种的发病率不同，黑人最高，白种人次之，黄种人较低。世界上，瑞典、丹麦及美国黑人发病率最高，西班牙、葡萄牙、印度、沙特阿拉伯及南美洲发病率较低。结节病和肺结节病发病率与地区也有关，寒冷地区多发，热带较少。

我国于1958年报道了第1例结节病，既往被认为是结节病发病率较低的地区，但近十余年来有明显增高趋势。笔者认为我国结节病发病率增加与发病本身增加和诊断水平提高均有关，但总体发病率低于黑色人种和白色人种，疾病严重程度也明显低于上述人种。结节病在我国平均发病年龄为38.5岁，30～40岁占55.6%。

结节病病因至今未明

结节病的发现已有 100 余年，但其病因至今未明。目前认为，结节病的病因可能包括：基因易感性、环境因素及职业暴露、感染、免疫调节异常等。

4. 基因易感性是结节病发病的重要因素

曾有一项大型病例对照研究显示结节病患者与正常人群相比，其一级和二级亲属罹患结节病的风险明显增高。因此，遗传因素可能是结节病发病的重要原因。但是没有任何一个单独的基因可以称之为结节病基因。目前已知的决定病程的基因有主要组织相容性复合体 MHC-2，在人体内成为人类白细胞抗原 HLA，其 *HLA-DRB1*03* 基因倾向于自发缓解型，*HLA-DRB1*14* 基因或 *HLA-DRB1*15* 基因倾向于慢性病程型，而且 *HLA-DRB1*1101* 是美国黑人和白人结节病发生的明显相关基因。现已知的基因中，联系最紧密的是 Löfgren 综合征和 *HLA-DRB1*0301/DQB1*0201*

单体型的关系。

目前全基因分析提出了新的易感位点，如嗜乳脂蛋白样 2 基因 *BTNL2*，膜联蛋白 A11 ANXA11 等，研究证明 *BTNL2* 主要是通过共刺激反应发挥作用。有的研究指出结节病的发生和进展与血管紧张素转化酶基因也是相关的。通过比较自发缓解型结节病与进行性纤维化型肺结节病患者的基因表达谱，发现进行性纤维化型肺结节病患者表达上调的基因明显多于下调的基因。提示肺结节病的发生与多种基因突变风险相关，每一个已知的易感基因都会增加结节病的风险，若综合这些基因的作用，也会进一步增加结节病发病的可能。但是上述研究也是存在很多限制的，因为这些基因变异的生物相关性并没有研究的十分透彻，而且缺乏不同种族不同人群的研究。

5. 职业和环境暴露因素促进结节病的发生

目前疾病启动的病因仍不十分明确，粉尘暴露可能是重要病因之一。一项针对纽约世贸中心大楼倒塌后现场暴露人员及营救人员的队列研究发现，在粉尘暴露后，26 例出现与新发肺结节病相符合的病理学证据，26 例均有胸内淋巴结肿大，6（23%）例出现胸外表现。13 例是在粉尘暴露后的第一年内诊断出的，发病率为 86/10 万，还有 13 例是在 4 年内诊断出的，平均年发病率为 22/10 万，而灾难发生前的 15 年内的平均年发病率为 15/10 万。26 例患者中有 18 例是伴有哮喘的，在 21 例同意行激发试验的患者中，有 8 例具有气道高反应性。因此，粉尘的暴露会增加肺结节病的发病率，而且是与哮喘或气道高反应性相关的。

6. 感染所致结节病的病原学相关因素已有较多实验依据

从炎症角度分析，目前没有证据说结节病是一种感染性疾病，某种意义上讲，这是一种针对灭活或者部分降解的结核分枝杆菌和痤疮丙酸杆菌的病原相关分子模式（pathogen associated molecular pattern，PAMP）做出的过度的免疫反应，由于这些病原体膜上的脂质成分含量高，使他们具有抗酸性，而且他们的许多糖蛋白是很难溶解的，并且抗降解，结核分枝杆菌和痤疮丙酸杆菌在巨噬细胞的吞噬体内可以持续存在，造成机体长期的慢性炎症反应。PAMP 可以引起模式识别受体（pattern recognition receptor，PRR），比如 TOLL 样受体 2 或 9、C 样凝集素、NOD 样受体、结核分枝杆菌和痤疮丙酸杆菌在巨噬细胞的吞噬体内可以持续存在，因为他们膜上的脂质成分含量高，使他们具有抗酸性，而且他们的许多糖蛋白是很难溶解的，并且抗降解。通过免疫印迹法可以在半数结节病患者的组织标本中检测到分枝杆菌过氧化物酶，进一步的研究提示在相似比例的结节病患者中检测到针对蛋白做出特异性分枝杆菌过氧化氢酶－过氧化物酶（mycobacterium tuberculosis catalase-peroxidase，mKatG）T 细胞反应。在结节病发展过程中，结核分枝杆菌抗原的可能角色被许多研究肯定，因为结节病患者组织中可测得的分枝杆菌 PAMP 较正常人大幅度增多，而且，几个不同的分枝杆菌 PAMP，比如 mKatG 分枝杆菌过氧化氢酶 - 过氧化物酶（Mycobacterium tuberculosis catalase-peroxidase，mKatG）、超氧化物歧化酶 A 和索状因子可以在小鼠中诱导肺部肉芽肿形成。国内海军总医院全军结节病中心，于 2013 年成功应用分枝杆菌过氧化物歧化酶多肽（SodA），诱导 C57BL/6 小鼠，建立了肺结节病肉芽肿模型，其免疫学特点与人类肺结节病相似。论文发表于 2013 年 36 卷第 8 期《中华结核和呼吸杂志》。该结果也证实了前述理论的准确性。一项相关研究显示，与健康对照组相比，肺结节病患者外周血和支气管肺泡灌洗（bronchoalveolar lavage，BAL）液中对 mKatG 有反应的 T 细胞数量增加。在肺结节病患者中，mKatG 反应性 T 细胞优先在肺部累积，表明这种反应是分区的，与致病性抗原预期的性质一致。研究人员用质谱分析法确定了 mKatGfe 分枝杆菌过氧化氢酶 - 过氧化物酶可以作为 Kveim 试验的抗原。还有一项研究显示 20 例肺结节病患者中的 19 例血液中有抗酸染色细胞壁缺陷型细菌（L 型）生长，而 20 例对照都不存在该情况。使用针对结核分枝杆菌全细胞抗原的抗体检测发现这些分离株染色阳性。然而，目前尚不明确这些微生物是否对肺结节病具有病因方面重要性。另一项大型病例对照研究发现，肺结节病患者和无肺结节病患者的血培养结果中细胞壁缺陷分枝杆菌菌落检出率没有差异。

丙酸杆菌的产物，包括 DNA，可以在很高比例的结节病患者中发现。日本的一项研究报道称，采用 PCR 技术检测到 15 例患者中有 12 例存在痤疮丙酸杆菌；同时发现 15 例结核病患者中的 2 例及 15 例对照组中的 3 例也具有阳性结果，但基因组拷贝数少得多。未检测到痤疮丙酸杆菌的全部 3 例肺结节病患者，经 PCR 发现都存在另一种丙酸杆菌，即颗粒丙酸杆菌。痤疮丙酸杆菌可能刺激免疫系统，然后机体发生肺结节病。许多患者表现出针对丙酸杆菌衍生抗原的特异性 T 细胞反应。值得注意的是，高温灭活的丙酸杆菌的裂解产物可以诱导小鼠的肺部结节病。因此，微生物诱导的宿主反应可以促进非降解抗原的聚集和持续存在，从而成为肉芽肿形成的病灶。这个过程可以通过放大的免疫反应特别是巨噬细胞和 T 细胞之间的相互作用引起肉芽肿损伤。

一项报告显示，8 例肺结节病患者行肺活检全部检测到人类疱疹病毒（human herpes virus，HHV）-8 的 DNA 序列，与之相比 56 例对照中仅 3 例存在该情况。然而，后续研究未能证实这些结果。

7. 免疫异常也是可能的病因

结节病中活化的肺巨噬细胞还能产生骨化三醇，即维生素 D 的活化形式，导致钙稳态异常。虽然尚不明确骨化三醇在结节病发病机制中的重要性，但骨化三醇是结节病患者中常见的高钙血症和高钙尿症的原因。此外，维生素 D 受体多态性已在日本结节病患者中报道。

　　一项 1996 年的病例系列研究发现 80 例肺结节病患者中有 8 例普通变异型免疫缺陷病（common variable immunodeficiency disease，CVID），并观察到文献中曾报道的另外 22 例 CVID。对于反复感染且没有高丙种球蛋白血症的肺结节病患者，应该怀疑可能存在 CVID。一项病例对照系列研究比较了 CVID 相关肉芽肿病患者与肺结节病患者，结果发现 CVID 相关肉芽肿性疾病的肺部表现不同 [临床病史、体格检查、计算机断层扫描（computed tomography，CT）成像和 BAL 细胞计数]，进展为 CVID- 间质性肺疾病（interstitial lung disease，ILD）的标志是没有自发恢复倾向或有显著纤维化。此外，CVID 患者生存情况较差且并发症发病率较高，主要与感染、支气管扩张和淋巴细胞增生性疾病相关。

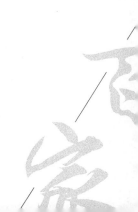

结节病的病理改变

8. 结节病重要病理组织学特征是非干酪样坏死肉芽肿

结节病特征性表现是非干酪样坏死肉芽肿。在肺部，肉芽肿最常发现于肺泡间隔、支气管壁，以及沿肺动脉和肺静脉。结节性肉芽肿形成之前可能有累及间质和肺泡腔的肺泡炎，且肺泡炎的特征是炎症细胞，包括单核细胞、巨噬细胞和淋巴细胞的积聚。由于结节病肉芽肿本身是一种局灶性慢性炎症反应，长期的上皮细胞、单核细胞、淋巴细胞、巨噬细胞和成纤维细胞聚集，慢慢形成了肉芽肿，肉芽肿内上皮样细胞间常发现多核巨细胞，这种细胞胞浆中常可见有包涵体，如星状小体、舒曼（Schaumann）小体和双折光结晶颗粒（草酸钙和其他钙盐）。大多数结节病肉芽肿逐渐消散，很少或没有之前的炎症遗留表现。可见少量中心区域纤维素样坏死，但大面积坏死提示其他疾病可能或坏死性结节样肉芽肿病。肉芽肿周围可包绕淋巴细胞、单核细胞、肥大细胞和成纤维细胞。在肺组织内由于肉芽肿往往以支气管为中心形成，可导致阻塞性或限制性肺部生理改变。肺结节病性肉芽肿可以消退且无后遗症，也可出现闭塞性纤维化，最终发生间质纤维化。

结节病样组织病理改变还可见于某些肿瘤疾病患者的淋巴结，如霍奇金病和其他淋巴细胞增生性疾病、生殖细胞睾丸肿瘤、乳腺癌、肾细胞癌、平滑肌肉瘤和卵巢黏液囊腺瘤等。因此，当患者淋巴结表现为结节病样肉芽肿，但无结节病其他典型表现时，需小心鉴别。所以，在结节病诊断中，病理组织表现非干酪样坏死肉芽肿，只是一种特征性表现，而不应认为是唯一用以确诊的金标准。结节病的诊断必须是一种按程序全面分析证据诊断的疾病。

9. 肺泡灌洗液中的细胞和细胞因子分析有助于诊断和病因研究

肺结节病在肺系统中的初始病变是 CD4 T 细胞肺泡炎，肉芽肿内 CD4 淋巴细胞散在分布，CD8 细胞聚集在周边区。由于肺结节病患者肺泡灌洗液（BAL）取得的细胞能够充分反映肺泡炎症程度，BAL 已用于评估下呼吸道中存在的细胞群。检查肺结节病患者 BAL 证实上述细胞构成显著增加。与外周血或健康对照者的肺淋巴细胞相比，肺结节病患者 BAL 细胞分类计数表明淋巴细胞增多，主要为 CD4 T 细胞。这些 CD4 T 细胞具有先前活化的表面标志物，并能够自发分泌 IL-2、干扰素（interferon，IFN）γ 和 Th1 表型特有的其他细胞因子促进和维持肉芽肿的生成。因此，在肺结节病病程的启动和迁延方面，CD4 T 细胞可能发挥重要作用。

与 BAL 的发现相比，肺结节病患者的外周血显示 T 淋巴细胞减少，表现为 CD4 T 细胞数量减少，以及 CD4/CD8 T 细胞比值降低。一项研究观察到，具有免疫调节性质的 CD4 T 细胞的一种特定亚型，称为 CD1d 限制性自然杀伤（CD1d-restricted natural killer，CD1d-rNKT）细胞，在肺结节病患者（无论病情活动性如何）的外周血和 BAL 液中均明显下降或消失。还能发生对 T 细胞有丝分裂原的体外反应降低，并且观察到继发于广泛性 B 细胞高反应性的高丙种球蛋白血症。已表明肺结节病自发临床缓解与 CD4Th1 和 Treg 细胞功能恢复相一致，而持续性 T 细胞失能是疾病进展的一个特征。

考虑到 CD4 T 细胞与肺结节病发病机制之间的密切关系，众多研究小组研究了 T 细胞抗原受体（T cell receptor，TCR）。TCR 由一条 α 链和一条 β 链组成，负责识别 I 类或 II 类 MHC 情况下处理的肽抗原。TCR 极大多样性的获得是通过可变段（V）、多样段（D）及连接段（J）的体细胞重排，以及随机插入和（或）缺失 N 区核苷酸以形成独特的 V（D）J 区域。

有关活动性肺结节病患者 TCR Vβ 库的研究表明，某些 TCR Vβ 亚群的表达存在偏性，包括 $V\beta_2$、$V\beta_8$、$V\beta_{12}$ 和 Vα2.3。此外，不同个体中扩增的 Vβ 基因节段不同。该观察结果的一种可能解释是，HLA Ⅱ类可能选择不同患者中表达的优势 Vβ。例如，一些研究发现，在表达 HLA-DR3 的肺结节病患者中，Vα2.3 T 细胞数量增加。不同 Vβ 的另一种解释是，在疾病活动部位识别到不同的表位或抗原。

连接区测序表明，BAL 液中特定 Vβ 区的优势表达在本质上是寡克隆性，提示常规的抗原刺激。这不同于超抗原刺激，超抗原刺激可以导致特定 Vβ 基因片段的多克隆扩增。值得注意的是，Kveim 反应部位的特征也是与抗原驱动免疫应答相一致的有限 TCR Vβ 库扩增。总的来说，这些观察结果表明，在不明肺结节病性抗原刺激下，活化的、疾病特异性的 CD4 T 细胞克隆在疾病活动部位蓄积。

肺泡巨噬细胞表现为万能分泌细胞，释放出各种细胞因子（包括 IL-2、TNF-α、IL-12、IL-15 和生长因子）。浸润于肺结节病病变中的细胞的免疫模式表明，肺结节病肉芽肿的形成可能与某种持续而且难以减弱的抗原刺激所诱导的局部 T 细胞免疫反应有关（寡克隆模式）。此类慢性刺激的结果是，巨噬细胞在局部释放炎症介质，导致 Th1 细胞在持续炎症部位积聚，并促进肉芽肿生成。

IL-2 的重要作用是通过原位增殖或者外周血的细胞再分布来扩大肺内活化的淋巴细胞群。此外，IL-2 还参与 B 细胞分化，最终发生高丙种球蛋白血症。活化的 CD4 T 细胞有 IL-2 受体，并能够在 IL-2 的作用下实现体外增殖。IL-15 由巨噬细胞产生，与 IL-2 协同作用以启动细胞介导的免疫应答。IL-15 与 IL-2 有一些共同的生物功能，包括刺激 T 细胞和 B 细胞增殖。尽管 IL-15 与 IL-2 分子结构不同，但可通过 IL-2 受体系统发挥效应，可能引发肺结节病中 CD4 T 细胞增殖。

IL-12、IL-18 和 IL-27 可以促进 Th1 免疫应答，这些细胞因子在肺结节病患者的肺部有所增加。这些细胞因子协同作用，刺激 CD4Th1 T 细胞产生 IFNγ。一项近期研究发现，活动性肺结节病患者的血液和 BAL 中存在 Th17 细胞，提示表达 IL-17 的细胞可能在肺结节病的肺泡炎阶段发挥作用，可能导致纤维化。

在活动期肺结节病患者的 BAL 中，已发现 IL-6 和 IL-8 水平升高。IL-6 由巨噬细胞、成纤维细胞、T 细胞和 B 细胞产生，是 T 细胞和 B 细胞增殖的一种标志。IL-8 是由巨噬细胞释放的一种强力中性粒细胞趋化因子。BAL 中 IL-6 及 IL-8 水平与 BAL 中性粒细胞增多之间呈正相关。先前有研究发现，肺结节病 BAL 中性粒细胞增多与预后不良存在相关性。因此，在改变疾病进程方面，IL-6 和 IL-8 可能发挥重要作用。

随后，免疫特征从 Th1 型向 Th2 型转换，释放 Th2 细胞因子，包括 IL-4，IL-4 可以刺激产生细胞外基质蛋白质，起到成纤维细胞趋化因子的作用，促使进展至肺纤维化。细胞因子，如 IL-16、IL-8 及 IP10，参与中性粒细胞、嗜酸性粒细胞、巨噬细胞和 T 淋巴细胞的募集，并参与肉芽肿的产生。

肺结节病的临床表现

10. 40% ~ 60% 患者临床表现缺乏明显的特异性

肺结节病根据病情的缓急可以分为急性、亚急性或者慢性，也可以按照起病的表现分为无症状性肺结节病、急性肺结节病不伴随或者伴随结节红斑肺结节病（Löfgren 综合征）、少于 2 年伴随肺部或者其他症状的亚急性肺结节病、长于 2 年伴随肺部病变的慢性肺结节病及以肺外表现和纤维囊性肺结节病为主要表现的肺结节病。由于肺结节病的表现因人而异，仅通过患者的临床表现，很多肺结节病并不能确诊，需要结合一些辅助检查或者临床回顾性分析进行确定。本章主要讲述以肺部表现为主的肺结节病的临床表现和辅助检查。

肺结节病主要侵犯肺实质及纵隔淋巴结，也可累及全身其他脏器。肺结节病的临床表现主要分为非特异性和特异性。40% ~ 60% 患者临床表现缺乏明显的特异性，常仅表现为咳嗽、发热、胸闷、胸痛、体重下降、焦虑、睡眠习惯改变、盗汗、疲劳和食欲减退等，发热一般为低热，仅个别患者表现高热。这些非特异性的表现与不同种族、季节、流行病等均有关。肺结节病患者呼吸系统的常见症状为咳嗽、气急。咳嗽主要表现为干咳，有些患者表现为运动后呼吸困难、胸痛和干咳。胸痛主要由于胸部紧缩引起的胸骨后疼痛。肺结节病患者可伴随限制性或者阻塞性呼吸困难。患者上呼吸道受累时，机体表现为明显呼吸困难，偶可见杵状指和肺部听诊湿啰音。部分肺结节病患者可能并发肺动脉高压（PH），特别是肺纤维化的患者 PH 的发病率高达 29.7%。同时肺结节病患者伴随隐匿性肺栓塞的风险也明显增加。据报道约有 5% 患者可出现胸腔积液。国内绝大多数肺结节病患者在起病初期，并无明显的特异性临床表现和症状，但是通过胸部 X 线片或者体检时可发现患者出现肺门纵隔淋巴结肿大，以双侧对称性肿大为主，肺内改变依次为肺泡炎症、肺间质浸润、肺间质纤维化。其中纤维囊性肺结节病患者最常见的表现为咯血和咳痰，可伴随支气管扩张和反复呼吸道感染，患者胸痛的可能原因为炎症和胸部肿大的淋巴结刺激神经所致。重度纤维囊性肺结节病患者可表现肺动脉高压和肺心病。肺结节病患者特征性的临床表现为双肺门及纵隔淋巴结对称性肿大，肺门肿大多为对称性肿大，一般右侧肺门部淋巴结肿大多于左侧。纵隔淋巴结肿大可累及一侧或者双侧，常见于气管旁的淋巴结肿大。

11. 肺结节病可以分 5 期

目前，根据患者胸部 X 线片表现，肺结节病可以分为以下 5 期：

0 期：胸部 X 线片表现无异常，可伴随肺外表现，占 5%～10%。有些患者普通胸部 X 线片上无明显表现，但胸部 CT 和高分辨率 CT（HRCT）可能发现肺门淋巴结肿大。

Ⅰ 期：以肺门淋巴结肿大为主要特征，未出现肺间质浸润表现，占 40% 左右。常伴随气管旁淋巴结肿大，右侧多见。肿大肺门淋巴结主要以分散的、对称性为特征。如果影像学发现不对称的淋巴结，则可能为恶性或者结核等。总体来说，Ⅰ 期肺结节病预后较好，可自然缓解。

Ⅱ 期：以肺门淋巴结肿大伴随肺弥散性浸润影为主，占 30%～50%。肺部弥散病变常沿着支气管血管分布，肺上叶较多见。Ⅱ 期肺结节病的预后较好。Ⅰ 期和 Ⅱ 期约占就诊患者的 80% 左右，其中很多患者可以自愈或无进展。

Ⅲ 期：肺部表现为弥散性浸润影但不伴随肺门淋巴结肿大，占 15%。需注意与肺部感染、肺部阴影等鉴别。Ⅲ 期肺结节病的预后相对较差，需要药物干预治疗。

Ⅳ 期：广泛的肺纤维囊性变、肺气肿等改变。肺容积明显减小，出现肺大泡、肺纤维囊性变、瘢痕化。部分患者可表现气胸和胸腔积液，Ⅳ 期肺结节病的预后较差。

肺结节病的辅助检查

　　由于肺结节病的临床表现因人而异，变化较多，仅仅根据临床表现并不能准确地进行肺结节病的诊断。目前肺结节病的辅助检查新手段越来越多，以下主要从影像学、病理组织学、血液学等来描述肺结节病的辅助检查方法。

12. 胸部 X 线检查是诊断肺结节病最常用的方法

　　胸部 X 线检查有助于早期肺结节病筛查，用于疑似肺结节病患者的首选影像学检查。最典型的表现为双侧对称性肺门及（或）纵隔淋巴结肿大，胸部 X 线检查对于肺结节病的分期尤为重要。0 期肺结节病一般胸部 X 线正常，无明显的改变。Ⅰ期肺结节病，胸片上可出现肿大的肺门淋巴结，多见于气管旁，曾形容为肺门两侧"马铃薯样肿块"。Ⅱ期肺结节病，胸片可见双肺门肿大和肺浸润影。Ⅲ期肺结节病，胸片可见间质明显浸润，但无肺门淋巴结肿大。Ⅳ期肺结节病，胸片可见广泛的纤维囊性变和瘢痕化。胸部 X 线片也可见部分肺结节病患者伴随气胸、胸腔积液等，临床上需要进一步检查排除患者是否伴随有心衰、结核和肿瘤等。胸部 X 线片检查的敏感性比较低，缺乏特异性，并不能确诊，但是可用于肺结节病的筛查和分期。对于胸部 X 线疑诊为肺结节病的患者需要进行 CT 或者 HRCT，并结合其他检查方法进一步确诊。值得注意的是，有些患者即使胸部 X 线显示正常，但是也不能完全排除肺结节病可能，很多 I 期肺结节病患者的胸部 X 线并不会出现典型的胸部表现。普通胸片是最常发现双侧肺门淋巴结肿大的检查。

13. 胸部 CT 和高分辨 CT（HRCT）是最常规检查手段

有些肺结节病患者胸部 X 线可能显示正常，但是胸部 CT 可发现胸内肿大的淋巴结，特别是对于血管束周围间质浸润及气管旁附近肿大的淋巴结等部位。胸部 CT 有助于检查比较细微或者不易观察到的影像学表现，敏感性较普通胸片更高，同时胸部 CT 有助于气管旁附近的淋巴结活检定位。有关胸部 X 线片和CT 对肺结节病诊断的研究表明，I 期肺结节病的诊断中，胸部 CT 和胸部 X 线片对肺结节病的诊断没有明显区别。对于 II 期和III 期肺结节病患者诊断，胸部 CT 的诊断准确性较胸部 X 线片明显提高。IV 期患者，HRCT 对肺间质纤维环的诊断有重要价值。胸部 CT 可清楚观察到胸内肿大淋巴结和肺实质的改变，双侧肺门淋巴结肿大，一般为对称性，右侧多于左侧，此时需要与肺结核等其他肺部疾病鉴别。

目前临床上胸部 CT 和 HRCT 均普遍应用，其中胸部 CT 常应用于显示小结节样病变和气管及血管周围间质性浸润，但 HRCT 具有横断面成像清晰和分辨率比较高的优势，更加细微的观察肺部结构，对诊断肺结节病的敏感性更高，能发现胸部 X 线片和胸部 CT 不宜观察到的微小病变，主要用于诊断细支气管和间质纤维环的肺结节病，明显提高临床的诊断率。同时，对于肿大淋巴结的大小、数量、是否钙化及局部浸润情况，HRCT 可以更好地评估患者病情。特别对于Ⅳ期肺结节病肺纤维化的诊断，HRCT 具有明显的优势。研究表明，胸部 CT 的病变表现与支气管镜活检阳性率之间的关联性很大，但是有些肺结节病患者的 HRCT 表现有较大差异且表现不典型，比如可见沿气管分布边缘不整的小结节阴影，小结节影也可聚集在小叶间隔，分布在肺周边和叶间裂附近处。晚期肺结节病患者可见明显肺纤维化改变，肺容积减少，不规则或者规则的线状影。临床医生需要根据不同患者的临床表现，选择适当的影像学方法，结合肺结节病患者的具体情况，提高肺结节病诊断的准确率。以上两项检查是最常规检查手段。

14. 目前临床上肺结节病影像学诊断的常规手段并不常用核磁共振

核磁共振（MRI）的原理为，通过外加磁场发射电磁波显示物体内部结构显影的一种诊断技术。MRI 有助于肺外脏器如脑和心脏肺结节病变的诊断，同时对于检测肺门和纵隔淋巴结的诊断准确率也是相对较高的，但是 MRI 的空间分辨率不高，对肺内的结节不能清楚显示，因此，目前临床上肺结节病影像学诊断的常规手段并不常用 MRI。

15. PET/CT 对肺结节病的诊断十分有帮助

核医学影像检查近年来发展较快，特别是 PET-CT 对肺结节病的诊断。海军总医院肺结节病中心和核医学科在肺结节病的 PET/CT 诊断上，摸索了较成熟的经验。

目前临床上放射性核素用于定位诊断炎症病灶已经应用很多年。肺结节病的病理表现主要为非干酪样坏死肉芽肿，67Ga 具有亲炎症性的特征，炎症部位 67Ga 摄取率明显增加，可用于肺结节病的诊断。放射性核素 67Ga 扫描对于判断肺结节病的活动性、随访及治疗效果等具有一定的价值。活动期肺结节病的肉芽肿性变主要以巨噬细胞为主，67Ga 可以被巨噬细胞和淋巴细胞摄取，因此，肺结节病活动期，患者的肺、肺门或者纵隔淋巴区域 67Ga 扫描率明显增加，表现为肺实质部分显影比较均匀，呈对称性放射性浓缩，呈"λ"字形。研究发现90%以上活动性肺结节病肺部的摄取量增加，67Ga摄取程度与肉芽肿活动性呈现正相关，病灶区67Ga摄取越多，说明肺结节病活动性较高。但67Ga的摄取率增加并不具有特异性，肺结节病患者肺部以外的器官，比如泪腺、唾液腺等也会异常增加，呈现特殊的"熊猫"面容。但是，有些肺结节病以外的肺部疾病也会引起67Ga摄取异常增加，比如肺癌、淋巴瘤、肺结核等疾病，因此，67Ga摄取率对于诊断肺结节病的特异性比较低，假阳性率比较高，诊断时需注意鉴别。临床上需要结合肺部其他影像学如胸部X线片、胸部CT及HRCT等结果，67Ga显影的表现不能单独诊断肺结节病。同时，67Ga显影常受到其他脏器如肝脏的影响，临床上一般不考虑67Ga扫描作为常规肺结节病诊断的辅助检查，并且目前由于PET/CT的发展，已逐渐替代了67Ga的检查。

PET/CT是目前最为成熟的融合影像学技术，既能通过CT显示病变的位置、大小、形态以及周边组织关系等解剖学信息，也能通过PET探测病变的细胞代谢、分子生物学信息等来揭示疾病分子水平的变化，近年来在肺结节病方面的应用逐渐增多并凸显重要价值。肺结节病是类上皮细胞肉芽肿性疾病，它的FDG摄取率明显高于正常组织，因而 ^{18}F-FDG PET/CT在肺结节病的检出方面具有极高的敏感性。典型肺结节病PET图像表现为FDG显著高摄取的受累淋巴结对称性分布于中轴线两侧。在胸部可出现特征性的"八字征"或"λ征"，即两肺门及纵隔内对称的 FDG 高摄取淋巴结影，类似"八"字或"λ"分布。不仅是胸部淋巴结，包括颈部、腹盆腔以及腹股沟的淋巴结也表现出同样的特征。肺结节病累及的淋巴结一般无区域性引流趋势，且多无融合趋势，这明显不同于原发恶性肿瘤伴区域淋巴结转移以及淋巴瘤等的表现。研究显示仅极少数不典型肺结节病淋巴结受累表现为非对称性改变。另外，FDG 作为一种肿瘤显像剂，其摄取程度与全身侵犯的情况往往反映出肺癌、淋巴瘤等恶性肿瘤组织的增殖速度或代谢水平，一般来说病变的 SUV（标准摄取值）值越高，疾病累及范围越广泛，临床症状也更为严重。然而，肺结节病作为自限性疾病，多数预后良好，有自然缓解的趋势，因而尽管影像学表现十分严重，如广泛淋巴结肿大，多脏器侵犯，FDG 摄取异常增高（常远高于其他常见恶性肿瘤），但其临床症状与肿瘤患者相比明显较轻，大部分患者仅有乏力、盗汗、体重减轻等症状，甚至部分患者无症状。这种临床表现与 FDG 影像学不匹配现象对准确判断肺结节病并鉴别恶性肿瘤具有重要作用。另外，利用同机高分辨 CT 显示病变的结构细节，如位置，形态学征象（大小、形态、密度、边界等），与周边组织关系等。特别是肺内支气管血管束增厚，伴有淋巴管周围分布为主的小结节，以中上肺显著；肺内多发磨玻璃影和实变、小叶间隔增厚、瘢痕、蜂窝等表现，可有力地支持诊断。不仅如此，由于肺结节病是多器官受累的系统性病变，PET/CT 作为全身显像设备，能够在检测肺部病灶的同时，发现其他部位未能被传统影像学检出的隐匿病灶，直观地显示其累及范围，极大提高肺结节病的准确分期，例如 ^{18}F-FDG PET/CT 常可检出肝、脾、骨、皮肤、心脏、神经系统等脏器以及胸外淋巴结等隐匿性结节病灶，尤其近年来在心脏及神经结节病诊疗方面的研究成为热点。^{18}F-FDG PET/CT 还能通过 FDG 的摄取情况，判断病变活动性、糖代谢率等，并指导临床活检部位以及肺结节病的疗效评估。通常，通过 SUV 值可反映肺结节病灶的活动性：活动期肺结节病病灶的 SUV 值明显高于非活动性病灶；肺结节病肉芽肿负荷高者，摄取 ^{18}F-FDG 能力也高；器官组织受侵越严重，病灶活动性越高。由于组织学病理是肺结节病诊断的重要依据，传统影像学检查只能显示病灶，不能判断病灶的活动性，容易造成无活性病灶的活检阴性概率增高，病理诊断困难；而且胸部肺结节病所累及淋巴结多数位于胸腔深部，取材困难，PET/CT 则能通过胸外病变的检出帮助选择合适的活检部位。PET/CT 的作用还在于能够帮助临床制定治疗方案。肺结节病是发展缓慢的良性疾病，部分患者可自行缓解，因此，非活动期及不可逆的纤维化肺结节病是不需要治疗的，仅处于活动期需要干预，PET/CT 能够区分可逆的活动性病变与不可逆的肺纤维化，提示病变是否应该进行治疗。多因素分析研究显示肺结节病治疗方案改变与 ^{18}F-FDG PET/CT 显像阳性有明显的相关性，而与血管紧张素转换酶（angiotensin converting enzyme，ACE）水平、CT 变化等无明显相关。另外，研究表明临床症状的改善与 SUV 值变化呈正相关，可通过治疗前后的 SUV 值的变化来判断肺结节病治疗的有效性。不过，^{18}F-FDG 是一种非特异性显像剂，其他炎性病变、肉芽肿性病变也可表现为高摄取，因而不能仅通过 FDG 摄取的有无、高低等来进行肺结节病的诊断，常需结合临床情况以及影像学的整体表现，进行综合评判。受累淋巴结的对称性分布、大小、融合趋势，病变的好发部位及临床与影像学不匹配现象等，有利于它们的鉴别并降低误诊率。在肺结节病临床中，^{18}F-FDG PET/CT 具有极高的诊断敏感性、分期准确，其对指导活检部位的选择、判断肺结节病活动性、评估治疗的有效性意义重大。海军总医院核医学科应用 PET/CT 诊断肺结节病例 150 余例，对照于临床和组织学诊断，符合率达 98%。未来，其必将在肺结节病的临床诊疗中发挥更大的作用。

16. 肺功能试验是一种辅助检查手段

肺功能主要用来检测患者肺部损伤程度的一种辅助检查手段，肺结节病的临床表现和影像学改变与肺功能之间的关联性并不很高，胸部 X 线片出现明显浸润性阴影时，患者的肺功能可能仍然处于正常范围。常见的肺功能异常为限制性肺通气异常，肺容积、一秒用力呼气容积（FEV$_1$）和用力肺活量（FVC）降低，肺弥散功能异常可单独或者与限制性通气异常并存。I 期患者肺功能常正常，II 期或III 期 40% ～ 70% 的患者肺功能异常，IV 期患者肺功能几乎均不正常，肺组织纤维囊性变，可引起气管和支气管的狭窄，呼吸气流下降，引起阻塞性通气功能障碍。晚期患者阻塞性和限制性通气功能障碍共存，患者的血气也会出现异常，出现严重的低氧血症和高二氧化碳血症现象。虽然肺功能检查不能作为诊断肺结节病的精确指标，但是有助于了解病情的进展和缓解状况，仍然是临床上重要的辅助诊断方法。

17. 支气管镜检查是诊断肺结节病常用的方法

支气管镜检查主要包括支气管肺泡灌洗液（BALF）细胞学检查。对肺结节病患者的肺泡灌洗液中细胞成分和 T 淋巴细胞亚群的分析，对于了解肺结节病患者肺部免疫过程及判断肺结节病是否处于活动期有重要意义。正常机体肺泡灌洗液中巨噬细胞占（93±3）%，淋巴细胞占（7±3）%，多核细胞＜1%，而肺结节病患者中，淋巴细胞可增加到33%，有些可高于60%，一般认为肺泡灌洗液中淋巴细胞比例高于20.5%，对诊断活动性肺结节病有一定的意义，但特异性比较差，仅为56.3%。肺结节病患者肺泡灌洗液中细胞成分特征性的改变主要是辅助性 T 淋巴细胞（CD4T）比例增加，而 T 抑制性淋巴细胞（CD8T）比例降低或者变化不明显，引起 CD4T/CD8T 增加，CD4T/CD8T 增加是肺结节病活动期特征性的指标，但是与患者的预后无明显关联。研究发现肺泡灌洗液中 ACE 的含量与淋巴细胞的百分比率、T辅助性细胞（CD4）/T 抑制性细胞（CD8）比值呈正相关，激素治疗一段时间后，随着病情的好转，肺泡灌洗液中 ACE 的含量也随之降低，说明肺泡灌洗液中 ACE 的含量对于诊断肺结节病及其预后也有一定的生物学意义。IV期肺结节病患者肺部常表现肺纤维化，检测发现肺泡灌洗液中纤维结合蛋白（FN）和透明质酸（HA）均增高，但是这些指标增加与患者的预后、疾病的活动性等无明显相关性。也有研究表明肺结节病患者肺泡灌洗液中纤维结合蛋白量的增加与 ACE 活性、蛋白浓度及 CD4T/CD8T 比增加呈正相关，但与肺间质病变引起肺功能的改变及胸部 X 线改变无明显关联。对于肺结节病患者肺泡灌洗液中的淋巴细胞计数增加是判断疾病处于活动期的标志之一，也是激素治疗的依据，因此，对于肺结节病的诊断，通过支气管镜行肺泡灌洗液中细胞学的检查有利于判断疾病的活动性和指导疾病的治疗，具有很强的辅助诊断价值。

18. 活体组织的病理活检是诊断肺结节病较可靠的依据

通过支气管镜检查可进行支气管内膜结节和肺组织及淋巴结活检，如果需要也可行经皮肺穿刺活检，还可行纵隔镜和胸腔镜活检，必要时也可开胸肺活检。

支气管镜黏膜活检（endoscopic bronchial biopsy，EBB）适用于明显气道浸润病变的患者，双肺听诊可听到类似哮喘的哮鸣音，支气管镜下表现为黏膜水肿，可见小结节、黄白色斑，活检可发现非干酪样坏死肉芽肿，这是诊断肺结节病的依据之一。研究表明，支气管镜超声引导针吸活检术（EBUS-TBNA）和超声胃镜引导下细胞穿刺（EUS-FNA）对于纵隔淋巴组织活检也有很高的临床意义，虽然两者对于淋巴结活检的敏感性均很高，但是联合应用可以更好地提高诊断敏感性，一般来说，主支气管和段支气管以上的淋巴结 EBUS-TBNA 比 EUS-FNA 检出率、安全性高。对于纵隔以下的淋巴结比较适用于 EUS-FNA。EBUS-TBNA 比较适用于纵隔淋巴结肿大的患者，研究发现该方法的特异性和灵敏度可高达 100% 和 84% 以上。此方法因创伤小、安全性高，最常用于临床。

若患者行支气管镜黏膜活检后未发现肺结节病的特征性表现，但是临床表现和其他辅助检查比较支持肺结节病时，可进行经纤维支气管镜肺活检（transbronchial lung biopsy，TBLB），这是确诊肺结节病比较简单和安全的检测方法，明显提高 II 期和 III 期患者的阳性率，I 期患者也可获得较高的阳性率。临床很多情况下，可以 TBLB 联合 EBB 使用，诊断阳性率可高达 94%。研究表明，该方法对于胸部 X 线片为阴性但伴有肺门淋巴结病变的 I 期患者可获得阳性结果，该办法较经皮肺穿刺活检更安全。

经皮肺穿刺活检是肺活检的方式之一，经皮肺活检需要相应的活检仪器，同时较好的穿刺技术及丰富的经验和准确的定位尤为重要，也可在 CT 引导下穿刺。但是该方法易产生并发症，如气胸、咯血等，目前已经被支气管镜黏膜活检及支气管镜肺活检代替，临床应用较少。

纵隔镜、胸腔镜及开胸肺活检的病理阳性率可达100%，90%以上的肺结节病患者均伴随着纵隔淋巴结肿大，普通穿刺技术只能进行浅表淋巴结的活检，纵隔深部的淋巴结只能依靠纵隔镜或者胸腔镜检查，这些活检技术对医生的技术要求较高。开胸肺活检属于大手术，需要在全麻插管下进行，对患者创伤比较大，操作难度大，并发症也比较多，身体不能耐受或者肺功能比较差的患者要进行利弊权衡，选择合适的诊断方法。前述方法在诊断中作为技术手段，可达到组织学诊断的目的，但由于创伤较大，选用应慎之又慎。

19. 结核菌素皮肤试验阴性对诊断结节病有重要参考价值

对迟发型超敏反应没有反应是肺结节病的临床特征表现之一，临床上常用结核菌素试验（PPD试验）阴性或者阳性判断肺结节病患者是否有皮肤无反应性，由于肺结节病患者对PPD试验没有反应，故皮肤局部一般不会出现明显的超敏反应。在西方国家，PPD试验可用来鉴别结核和肺结节病，但是，由于中国的结核患者比较多，一些国内肺结节病患者由于抵抗力较差，长时间患病可合并结核，因此，PPD试验阳性时，并不能完全排除肺结节病，仍然需要结合临床表现及其他的诊断方法给予鉴别。

20. 同时测定血清血管紧张素转化酶和血清金属内肽酶可以提高肺结节病诊断的敏感性和特异性

肺结节病患者的血常规一般正常，淋巴细胞计数可减少，嗜酸性粒细胞可增多，但一般与脾脏功能无关。活动期患者可出现高钙血症及高尿钙症，特别在紫外线照射后，可导致高血钙症和高尿钙症急性发作，长时间的高尿钙可引起肾功能损害，出现肾功能不全。在活动性肺结节病中，血清血管紧张素转化酶（SACE）呈现增高趋势，这是临床上最常用且有意义的血清学标志物，可用于诊断肺结节病和判断肺结节病的活动性。但当患者病情相对平稳时，血清 SACE 的水平下降或者恢复正常，故 SACE 对于诊断无活动的肺结节病并没有特异性。研究表明SACE 活性增加与肺结节病的肉芽肿性病变有关，肺结节病患者经糖皮质激素治疗，病情缓解后 SACE 的水平可降低。同时研究发现很多其他疾病也可以引起 SACE 活性增高，比如淋巴瘤、糖尿病微血管病、粟粒性肺结节、过敏性肺炎、甲状腺功能亢进、石棉肺等；也有些疾病可引起 SACE 活性降低，比如急性呼吸窘迫综合征、慢性阻塞性肺疾病、自发性气胸及肺结核等，这明显降低 SACE 的特异性，故不能把 SACE 作为肺结节病的唯一特异性标志物。

研究发现，肺结节病患者的血清铜降低，血清锌增加，铜／锌比值降低，但是这也并不是肺结节病的特异性标志物。肺结核和肺癌中，铜／锌也会升高，因此需要与其他疾病鉴别。活动性肺结节病患者中，血清中白介素 2（IL-2）和可溶性白介素 -2 受体（sIL-2R）水平增高。

肺结节病活动期患者血清中腺苷酸脱胺酶（ADA）水平增加，肺泡灌洗液中的含量也高于普通人，ADA 与 T 淋巴细胞分化、增殖及活性相关。活动期患者肺泡灌洗液中巨噬细胞表面黏附分子（ICAM-1）的分子水平表达和血清中 ICAM-1 浓度较正常期明显升高。

血清金属内肽酶（STNE）属于膜结合的金属肽酶，研究表明肺结节病患者血清中 STNE 的活性比正常组高，虽然 STNE 的敏感性低于 SACE，但是其特异性可高达 83%。临床上同时测定 SACE 和 STNE 水平，可以提高肺结节病诊断的敏感性和特异性。

21. Kveim–Siltzbach 皮肤试验不能保证抗原的纯度，影响试验结果的阳性率，此方法现已基本淘汰

K-S 试验主要原理是取确诊为肺结节病患者的脾脏或者淋巴结，制成 1 ∶ 10 的生理盐水混浊液，受试者的前臂注射 0.1 ～ 0.2ml，注射后 1 ～ 2 周，皮肤可出现红色丘疹，后缓慢增大至 3 ～ 8mm，4 ～ 6 周后，切取该部分皮肤进行组织病理活检，病理可见类上皮样细胞堆积，朗汉斯巨细胞和非干酪样坏死肉芽肿性病变，皮肤试验阳性，又称为 K-S 试验。该种方法比较适用于临床表现可疑为肺结节病，但是没有可供活检的证据，K-S 试

验可以为诊断提供一定的依据。但是由于很多抗原来自不同的肺结节病患者脾脏和淋巴结，不能保证抗原的纯度，影响试验结果的阳性率。临床上难以获得满意的抗原标本，并且 K-S 试验需要持续 4 ～ 6 周，目前临床上对于肺结节病的诊断有较快进展，如影像学 CT、PET-CT、支气管镜黏膜和肺活检等，安全快速有效，同时可以进行病变的定位，提高肺结节病的诊断率。因此，K-S 试验近些年基本不再应用。

肺结节病患者的临床表现并无特异性，仅仅根据临床表现，肺结节病诊断的准确度仅为 33% ～ 42%，肺外其他部位的表现差异也很大，故肺结节病的临床诊断困难，误诊率高。临床表现结合影像学、病理活检及血液学等可明显提高诊断率。因此，对于肺结节病的诊断，临床上发现明显的肺门及纵隔淋巴结肿大的患者，若高度怀疑该病，应进行有效的检查，以帮助及早确诊，减少误诊率和漏诊率。各种辅助检查方法的优点和缺点各不相同，临床上需要根据患者的实际情况，选择合适的诊断方法。

肺结节病的诊断

22. 肺结节病的诊断通常采用排除性诊断

临床上肺结节病通过典型的症状确诊的病例极少，通常是患者由于其他目的行肺部影像学检查时发现肺门或者纵隔淋巴结无症状性肿大伴或不伴肺部间质性病变，在排除淋巴结结核、肺癌、淋巴瘤、转移性肿瘤等常见的易混淆疾病后才开始考虑肺结节病而诊断出来的。肺结节病是一种可累及全身器官的疾病，其临床表现纷繁复杂，与病变累及部位、肉芽肿是否处于活动期有关，缺乏特异性。有研究表明肺结节病患者约97%会出现纵隔淋巴结肿大，然而其中有呼吸道症状的患者＜50%，常被忽视。有症状者亦常表现为咳嗽、呼吸困难和喘息等。有极少数患者可能会表现出胸痛及咯血。这些非特异性症状，增加了肺结节病诊断的难度。有学者发现有30%～50%肺结节病患者存在肺外症状。最常受累器官为皮肤，占15%～25%。若出现Löfgren综合征（伴有皮肤结节性红斑、发热、双侧肺门淋巴结肿大及多关节炎）和 Heerfordt 综合征（同时出现慢性发热、腮腺肿胀、葡萄膜炎及面神经麻痹）对肺结节病具有诊断价值。除此之外，外周淋巴结、眼、肝脏、肾脏、心脏等器官也常受累。若患者眼出现结膜炎、葡萄膜炎等对肺结节病的诊断是有提示意义的。而如果单出现肝脏、肾脏、神经系统症状则对肺结节病诊断意义不明显，需结合患者病史特点进一步判断。影像学检查在肺结节病诊断、预后评估等方面起关键作用。影像学改变可表现为肺门或者纵隔淋巴结肿大伴或不伴肺部间质性改变，单凭影像学改变很难确定是否为肺结节病，增生性淋巴结性疾病均可出现上述影像学表现。

因为肺结节病特征性临床表现很少见，所以其诊断通常为排除性诊断。在诊断中我们需要弄清楚几个问题：

（1）临床表现符合肺结节病的诊断吗？

（2）何时、如何、取何处组织行病理学报告来支持肺结节病诊断？

（3）有没有其他疾病来解释其临床表现？

（4）有没有肺外器官受累？当我们决定拟诊肺结节病时还需要结合影像学对其进行临床分期，并综合考虑判断其是否处于活动期？例如 Praveen 等总结既往大量的科研资料并结合丰富的临床经验推荐了以下的诊断程序：

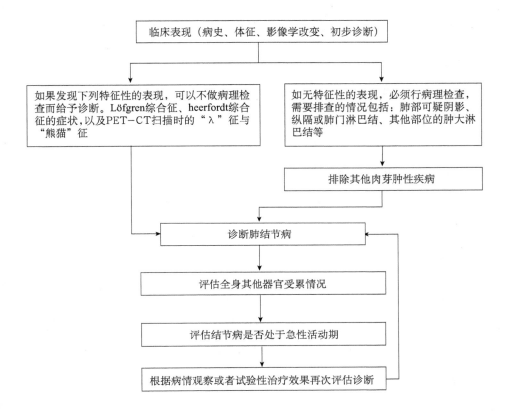

临床表现（病史、体征、影像学改变、初步诊断）

如果发现下列特征性的表现，可以不做病理检查而给予诊断。Löfgren综合征、heerfordt综合征的症状，以及PET-CT扫描时的"λ"征与"熊猫"征

如无特征性的表现，必须行病理检查，需要排查的情况包括：肺部可疑阴影、纵隔或肺门淋巴结、其他部位的肿大淋巴结等

排除其他肉芽肿性疾病

诊断肺结节病

评估全身其他器官受累情况

评估结节病是否处于急性活动期

根据病情观察或者试验性治疗效果再次评估诊断

23. 临床上肺结节病诊断难度极大，国内外至今也无新的统一的诊断标准面世

（1）国内 1989 年的标准

长期以来国际上尚缺乏公认的肺结节病的诊断标准，1989年我国呼吸学界对肺结节病的临床诊断提出了符合我国国情的初步标准，但目前有些已不符合现在的诊断需求。为全面了解，特介绍如下：

①由于肺结节病属于多脏器疾病，其症状随受累脏器不同。

在中国从临床角度来看，诊断肺结节病应注意除外结核病或合并结核病，也应排除淋巴系统肿瘤或其他肉芽肿性疾病。

②胸片提示双侧肺门及纵隔对称性淋巴结肿大，伴或不伴肺内网状、片状阴影。

③组织活检证实或符合肺结节病。取材部位可为浅表肿大淋巴结、纵隔肿大淋巴结、支气管内膜结节、前斜角肌脂肪垫淋巴结活检，肝穿刺或者肺活检以及皮肤损害处活检等。

④ Kveim-Siltzbach 试验阳性反应。

⑤ SACE 活性升高。

⑥ 5U 旧结核菌素皮肤试验为阴性或者弱阳性反应。

⑦高血钙、尿钙症、碱性磷酸酶升高，血浆免疫球蛋白升高，支气管灌洗液中 T 淋巴细胞及亚群的检查结果可作为诊断肺结节病的参考。

有条件的可做镓 67 放射性核素注射后 γ 照相，以了解病变侵犯的程度和范围（第②③④条为主要依据。第①⑤⑥条为重要的参考标准，注意综合诊断，动态观察）。

（2）国内 1994 年的标准

1994 年《中华结核和呼吸杂志》对该标准进行了修订，进一步提出了肺结节病临床诊断、病理诊断、分型和活动性判定标准，为肺结节病正确诊断推进了一大步，但由于很多先进装备那时还没有，所以仍有不少与临床诊断需求不符之处。其临床诊断和病理诊断标准如下：

1）肺结节病临床诊断

由于肺结节病属多脏器疾病，其症状随受累脏器而不同。在我国，从临床角度诊断肺结节病应注意除外结核病或合并结核病，也应排除淋巴系统肿瘤或其他肉芽肿性疾病。

①胸片显示双侧肺门及纵隔对称性淋巴结肿大（偶见单侧肺门淋巴结肿大），伴或不伴有肺内网状、结节状、片状阴影。必要时参考胸部 CT 进行分期。

②组织活检证实或符合肺结节病（注：取材部位可为表浅肿大的淋巴结、纵隔肿大淋巴结、支气管内膜的结节、前斜角肌脂肪垫淋巴结活检、肝脏穿刺或肺活检等）。

③ Kveim 氏试验阳性反应（已不用）。

④血清血管紧张素转换酶（SACE）活性升高（接受激素治疗或无活动性的肺结节病患者可在正常范围）。

⑤ＳＴＵＰＰＤ—Ｓ 试验或ＳＴＵ 结核菌素试验为阴性或弱阳性反应（PPD 试验）。

⑥高血钙、高尿钙症，碱性磷酸酶增高，血浆免疫球蛋白增高，支气管肺泡灌洗液中 T 淋巴细胞及其亚群的检查结果等可作为诊断肺结节病活动性的参考。

有条件的单位可作 67 稼同位素注射后，应用 SPECT 显像或照相，以了解病变侵犯的程度和范围。现可用 PET-CT 替代具有①、②或①、③条者，可诊断为肺结节病。第④、⑤、⑥条为重要的参考指标。注意综合诊断、动态观察。

2）病理诊断

肺结节病的病理变化缺乏特异性，因而病理诊断必须和临床相结合，以下形态特点支持肺结节病病理诊断：

①病变主要为上皮样细胞组成的肉芽肿性结节，结节体积较小，大小形态比较一致，境界清楚。

②结节内无干酪样坏死。偶尔结节中央可有小灶性纤维素样坏死。

③结节内常有多核巨细胞（异物巨细胞、郎罕氏巨细胞）以及少量散在的淋巴细胞。周围有较多淋巴细胞浸润，后期为纤维组织包绕。结节多时可彼此融合，但通常仍保留原有结节轮廓。

④巨细胞内出现包涵物舒曼（cShaumann）小体，双折光结晶、星状体的机会较结核结节为多，尤其是见较多舒曼小体，或偏光显微镜下见较多双折光结晶时，提示肺结节病。

⑤镀银染色可见结节内及结节周围有大量网状纤维增生（结核结节中央的网状纤维大多不完整）。

⑥特殊染色未见结核菌（油镜多视野检查）或真菌等病原微生物。

⑦结节内可偶见薄壁小血管。

[附] 肺结节病诊断用语

根据病理组织学特点结合临床资料可考虑以下三种情况的诊断用语：

①诊断为肺结节病：病理所见典型，临床特征也典型。

②不除外肺结节病：为肉芽肿性病变，病理特征不典型，临床典型或不典型。

③局部性肺结节病样反应：组织学上基本符合肺结节病，但同时存在其他已确诊的疾病，如恶性肿瘤等。

（3）现在临床较公认应用的诊断原则

临床上肺结节病诊断难度较大，国内外至今也无新的统一的诊断标准面世，但仍然可有几个基本的原则来帮助我们诊断：

①病史符合肺结节病的表现；

②胸部影像学符合肺结节病表现；

③有非干酪样坏死肉芽肿为特征的病理学证据；

④排除其他相关性诊断；

⑤观察期间或者试验性治疗后病情发展符合肺结节病表现。

24. 了解肺结节病的临床特点以便早期诊断，目前较有意义的诊断证据主要来自各项检查

作者根据多年临床经验，发现肺结节病患者几乎都是由于有一些常见呼吸道症状或无呼吸道症状（体检或诊断其他疾病时），进行胸部 X 线或胸部 CT 检查时，发现肺部出现异常。主要为肺门淋巴结肿大或肺内多发结节阴影或肺间质改变，进而需要明确诊断而进行一系列的检查，所以当患者因上述情况来诊时，临床医生首先做到的是：

（1）必须要具备肺结节病的基本知识，在诊断考虑中，不

仅仅考虑是肺结核（报道误诊率达 53.6%）、肺癌（报道误诊率达 25.7%）、淋巴瘤（报道误诊率达 10%）（上述 3 项加其他误诊疾病报道总误诊率达 63.2%），也要考虑到肺结节病的诊断。近年来肺结节病的发病率有升高趋势，临床工作者应予以足够的重视，了解其临床特点，争取早期诊断。为了达到该目的，作为呼吸专科的医生应该：

①提高对肺结节病的认识，详细询问病史，全面细致的体格检查。

②掌握该病在胸部 X 线、CT 检查上影像学改变及动态演变，加强与其他疾病的鉴别；对于胸片可疑病例，建议做高分辨 CT 和增强扫描，可提高准确性。

③不轻易排除任何相关疾病，尽量完善对鉴别诊断有意义的相关检查。

④确诊须依靠病理学检查，对可疑病例争取早期活检，如皮肤病变、浅表淋巴结肿大，应作为首选的活检部位。

⑤经纤支镜支气管黏膜活检或支气管肺活检的阳性率为 57%～ 88%，因仅行一次纤支镜检易误诊，可采用 EBUS-TBNA 等反复多次活检，提高淋巴结病理的检出率。

（2）肺结节病诊断考虑必须要结合多项诊断证据，作者根据近年来临床实践，认为较有意义的检查证据有以下几项：

① SACE 检查（含血液和肺泡灌洗液）。

②皮肤 PPD 试验（绝对阴性很有参考意义）。

③支气管肺泡灌洗（细胞分类有参考意义）。

④纤维支气管镜活检或皮下结节活检。较少需经皮肺穿刺。胸腔镜或纵隔镜活检。

⑤肺部平片、肺部 CT、高分辨 CT，均十分有助于诊断。

⑥ PET-CT 结合临床很有帮助。

⑦肺功能（较晚期患者有参考意义）。

以上各项检查，均需结合患者全身情况、临床症状分析考虑，同时要精确进行鉴别诊断，才有把握减少误诊。

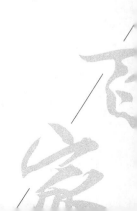

肺结节病的鉴别诊断

25. 淋巴结或肺组织活检可鉴别肺结节病和结核病

由于肺结节病的临床表现、胸部 X 线征象以及组织病理改变等与结核病酷似，加之基层医院相关检查技术和设备的缺乏，以及对该病的认识不足等，极易将肺结节病误诊为结核病。但两病的治疗和预后差别颇大，故对两病进行鉴别很有必要。肺结节病与结核病有众多相似处，临床须认真分析，重点鉴别。肺门淋巴结结核常发生于青少年，临床上有发热、盗汗、消瘦、疲乏无力等结核中毒症状。胸部 X 线表现为单侧性或双侧性不对称肺门淋巴结肿大，由肺门向外扩展的密度增高影，呈圆形或卵圆形，向肺野内突出，其边缘模糊，以右侧肺门多见，常可见钙化灶，结核菌素反应阳性率高。而肺结节病通常情况下很少有长期低热、盗汗等结核中毒症状，少部分患者结核菌素试验可呈阳性，因此，通常在痰中找结核杆菌或在支气管中找结核杆菌失败的情况下，并不能单纯用结核菌素试验来鉴别淋巴结结核和肺结节病，最好在可能的情况下行肺门淋巴结活检，淋巴结结核呈现干酪样坏死肉芽肿的表现，肺结节病常呈现非干酪样坏死肉芽肿的表现。近年来老年结核病患者有增多趋势。肺结节病患者发生全身多系统受侵犯的情况较结核病患者多见，尤以浅表淋巴结、皮肤、眼部病变常见，可做活组织检查及检眼镜、裂隙灯检查帮助诊断。与结核病不同，肺结节病骨侵犯多发生在远端趾、指骨，该处的囊肿样病变亦有别于结核病变。胸内肺结节病典型表现为双侧肺门伴或不伴纵隔淋巴结肿大，单侧肺门淋巴结肿大极其少见；肿大的淋巴结边缘清楚，形状为分叶圆形或马铃薯状，淋巴结之间无融合。结核病并发肺不张较肺结节病多见，但肺结节病累及支气管周围及黏膜下亦可形成气道阻塞导致肺不张，行纤支镜检查及纤支镜下活检可资鉴别，表现为两肺粟粒样阴影的肺结节病，与急性血行播散性肺结核的区别在于后者有明显的感染毒血症状，如为感染毒血症状不明显的亚急性及慢性血行播散性肺结核，则病灶大小不一，新旧不一，分布不均，结核菌素试验及痰结核分枝杆菌培养可呈阳性，而肺结节病则均为阴性，纤支镜下肺活检可提供病理诊断依据。

26. 纤支镜对鉴别肺结节病和肺癌有重要作用

肺癌尤其是中心型肺癌，常伴有肺门淋巴结的转移，导致同侧或对侧的肺门淋巴结肿大。胸部 X 线片表现出单侧肺门影增大，呈肿块影，有时在同侧肺野可发现肺癌原发病灶。体位摄影、气管分叉摄影、选择性支气管造影、支气管镜检查、刷片和活检、痰细胞学检查等均有助于诊断。近年来 CT 的广泛应用，特别是高分辨 CT（HRCT）的应用。为肺结节病肺部病变的鉴别诊断提供了更为有利的工具，对胸片诊断为 I 期或正常（0 期）的患者 HRCT 亦可见小结节样或肺间质的改变，传统的胸片分期已不能代表疾病的累及范围。CT 亦可清楚地显示肺癌患者肺内肿块的形态（有无毛刺、分叶等）和肺门、纵隔淋巴结转移的程度，有助于肺癌的确切分期。纤支镜对鉴别肺结节病和肺癌有重要作用。肺结节病可见气管或支气管黏膜充血或网状血管增生、小结节，甚至使支气管狭窄。鳞癌主要表现为桑葚样或菜花状肿块，而小细胞肺癌主要为息肉状或结节样肿块。小细胞癌管腔狭窄最常见占 87.8%，腺癌的黏膜肿胀、增厚较鳞癌常见。肺癌的支气管管腔狭窄大多因管壁本身病变（如黏膜肥厚、浸润或肿块生长等）造成，而肺结节病则多因外压性所致狭窄。肺癌的这些典型表现（直接征象和间接征象）均不同于肺结节病表现，有助于鉴别。根据胸部影像学表现选择合适的病理方法行活检是鉴别肺癌与肺结节病的关键所在，肺结节病只是表现为非干酪样坏死肉芽肿，而肺癌则表现为异常增生的肿瘤细胞。实验室检查对鉴别这两种病亦有帮助，肺癌的肿瘤标志物如癌胚抗原等通常增高，而肺结节病则不高。总之，肺结节病与肺癌要认真鉴别，临床上须结合症状、体征、X 线、纤支镜等认真分析，尽早诊治，特别是仅表现为肺门或纵隔淋巴结肿大者，必要时可行纵隔镜或经皮穿刺活检，以明确诊断。

27. 淋巴瘤可以早于或与肺结节病同时出现

淋巴瘤患者常有全身乏力、消瘦、发热和瘙痒等表现，可有咳嗽、胸痛、上腔静脉阻塞的症状，有些患者可并发白血病，约 30% 的患者有中枢神经系统的侵犯。淋巴瘤占纵隔肿瘤的10%～20%，常发生在前、中纵隔，胸骨后淋巴结常被累及。X线检查显示，以气管旁淋巴结肿大为主，当淋巴结融合时上纵隔向双侧显著增宽，肺门肿块轮廓清楚呈波浪状，密度均匀，常不对称，并常伴有纵隔阴影增重，肺实质偶有病变，常侵犯胸膜，可发生胸腔积液。临床上由于霍奇金淋巴瘤起病隐匿，病程较长，因此也最难与肺结节病相鉴别。另外，肺结节病和淋巴瘤都具有免疫调节功能异常的情况，两者存在一定的相关性。有人发现肺结节病患者在随后的时间里发生淋巴瘤的比例显著升高，提出了"肺结节病——淋巴瘤综合征"的概念，并总结了如下特征：①在诊断肺结节病数年后出现淋巴瘤；②发病年龄较普通肺结节病患者平均大 10 岁左右；③发生霍奇金淋巴瘤的比例更高。随后，人们发现肺结节病患者不仅容易发生淋巴瘤，而且同样容易伴发其他血液系统恶性肿瘤，其原因可能是肺结节病组织内淋巴细胞有丝分裂活动增强，从而导致了淋巴细胞发生突变的风险增加，并最终出现恶变。值得临床注意的是，淋巴瘤还可以早于或与肺结节病同时出现，尤其是接受抗肿瘤药物治疗的淋巴瘤患者更易发生肺结节病，可能与药物引起的免疫抑制有关。在确诊肺结节病之前一定要行淋巴结病理活检及免疫组化分析明确病理诊断，同时也有必要行骨穿排除其骨髓侵犯的可能。

28. 与转移性肿瘤鉴别可行 PET/CT 检查

转移性肿瘤指由其他原发部位的原发肿瘤或肺内肿瘤经淋巴道转移所致，肺门和纵隔淋巴结同时侵及。原发肿瘤以胃癌、乳腺癌和肺癌为常见。有时肺内的未分化小细胞癌，原发灶很小而肺门淋巴结肿大明显，但多为单侧性，而且病变发展快，患者全身情况差，通常情况下根据病情选用 CT 引导下肺穿刺活检、TBLB、EBUS-TBNA 或胸腔镜活检等手段加以鉴别。有的时候肺外原发恶性肿瘤位置不明确，但影像学肺内表现明显符合转移性肿瘤，且肿瘤标志物升高，此时如果其他检查手段不能明确原发病变部位，通常可行 PET/CT 检查，根据高代谢部位来确定原发部位及进行 PET/CT 影像鉴别。

29. 血清学 G 试验和 GM 试验阳性更有助于鉴别肺曲霉菌病

肺曲霉菌病常见于免疫力低下的患者，胸部 X 线表现多为不同形态的肺浸润，以支气管肺炎最常见。早期可出现局限性或双肺多发性浸润，常分布在周围肺野。部分出现结节状阴影，病灶常迅速扩大，融合成实变或坏死形成空洞，其中亦可形成急性曲霉球；或突然发生大的、楔形的、底边向胸膜的阴影，类似于"温和的"肺梗死，少数出现胸腔积液。CT 扫描可见比 X 线改变更广泛的损害，并可见新月形的空洞样损害和结节样团块状阴影。如患者发热、粒细胞减少、肺部浸润，同时有新月形的空洞样损害，与肺结节病不难鉴别，但是对于某些感染症状轻微的不典型病变仍然要靠胸部淋巴结活检。痰中找真菌及培养有助于诊断，但痰培养污染概率大，诊断特异性不如支气管镜病变部位刷检真菌培养结果可靠，血清学 G 试验和 GM 试验阳性更有助于鉴别肺曲霉菌病。

30. CT 扫描是诊断肺隐球菌病的重要手段之一

部分没有任何肺原发病症和肺结构异常而形成肺隐球菌感染称为原发性隐球菌性肺炎，大多数患者肺为单一受累器官。隐球菌还可由肺部经血而进入中枢神经系统，或导致血行播散，隐球菌感染胸部 X 线及 CT 表现多样，曾有学者认为病变好发于右下肺，但多数认为病变无明显好发部位，双肺各叶均可累及。CT 扫描是诊断肺隐球菌病的重要手段之一，其表现有一定特征性，其中以包含支气管空泡征或坏死空洞的支气管浸润性实变、周围有"晕征"的肺部肿块或结节及弥漫混合病变为常见 CT 表现。部分原发性肺隐球菌病 X 线表现为单发结节，形态不规则，似有分叶，内有边缘光滑小空洞，基本符合该病特征。该病基本病理改变是巨细胞肉芽肿，病灶内可见有干酪样坏死和小的空洞。各期病变组织内可找见隐球菌病原体，主要见于巨细胞浆内。多核巨细胞胞质中含有细点状异物，其外有"亮晕"的典型病变是该病的特征性改变。肺结节病是一种原因未明的慢性肉芽肿疾病，其病理表现中的炎细胞浸润及肉芽肿形成与隐球菌感染有相似之处，易误诊。但肺结节病肉芽肿无干酪样变，主要由类上皮细胞、Langerhans 巨细胞组成，周围有淋巴细胞，可能有浆细胞而无中性粒细胞。

31. 肺朗格汉斯细胞增生症对激素治疗普遍不敏感

肺朗格汉斯细胞增生症的症状无特异性，但是如果出现反复气胸、尿崩症及骨痛时则对诊断有帮助。CT 示多发囊腔，壁较厚，边缘锐利，有些形状奇异，虽然病变广泛，但未见网状结构和纤维化。BALF 中 CD4/CD8 比值下降，采用单克隆抗体 MT-1 识别 OKT-6 抗原阳性可作为朗格汉斯细胞的辨认标准，但是具体细胞数量的诊断标准目前尚不明显。该病对激素治疗普遍不敏感，细胞毒剂对其治疗可能有一定价值。

32. 肺结节病与坏死性肉芽肿血管炎（韦格纳肉芽肿病）的临床经过和病理有着明显的不同

肺结节病和韦格纳肉芽肿病（WG）二者均为肉芽肿性疾病，

均为系统性疾病。但二者的临床经过和病理有着明显的不同，肺结节病起病温和，并且发展缓慢，死亡率低；相反，WG 死亡率很高，病程中可以有戏剧性变化，糖皮质激素治疗都有反应，WG 的发病机制为抗中性粒细胞胞质（ANCA）的产生，而肺结节病主要是 T 淋巴细胞介导免疫异常所致。

33. 对肺纤维化等间质性病变鉴别有一定困难，前者变化较快

肺结节病需与结缔组织疾病所致的肺部损害相鉴别，还应和肺间质纤维化、嗜酸性粒细胞增多症和过敏性肺泡炎鉴别。结缔组织病导致肺部损害影像学表现可与肺结节病相似，但是通常会伴有典型关节疼痛等症状，自身免疫抗体可升高。有原因的肺间质纤维化较易与肺结节病鉴别，但是特发性肺间质纤维化病因与肺结节病一样难以明晰，某固定时段肺部影像学表现也可一样，但是从病情发展来看特发性肺间质纤维化变化更快，肺部毛玻璃影一年左右转变为蜂窝肺，患者预后很差。

34. 双肺门影的增大，也要与心脏一些疾病的影像学鉴别

如右向左分流的先天性心脏病，房间隔缺损，室间隔缺损，动脉导管未闭等，X 线表现为双侧肺门对称性增大，边缘清楚、密度均匀、透视下心脏搏动明显，心力衰竭时，增大的肺门影边

缘模糊，搏动微弱。患者入院后需要行常规的心脏超声、心电图检查排除上述疾病，其发现心脏结构和功能的改变较 X 线更具优势。

肺结节病是多系统多器官受累的肉芽肿性疾病，至今病因尚不清楚，肺结节病的鉴别其实质上大多数时候是在对胸部不明原因的淋巴结肿大进行鉴别，淋巴结肿大的原因可以为急性炎症、慢性炎症、原发淋巴结肿瘤、恶性肿瘤淋巴结转移等，最终明确诊断都需要进行淋巴结的活检，但是长期以来纵隔淋巴结位置特殊，靠近大血管，获取活检标本入路通常困难。但是随着近几年诊疗技术的不断成熟发展、医务工作者对本病认识的不断提高，淋巴结活检成功率增高，肺结节病的报道也逐渐增多。急性炎症导致的淋巴结肿大通常还伴有全身感染的征象，一般不难鉴别，慢性炎症如自身免疫性疾病或者淋巴结结核等临床表现和肺结节病相似，需要提高警惕，在行淋巴结活检的同时一定要关注病原体或者血清学等辅助检查来帮助我们明确诊断。对于肿瘤导致的淋巴结肿大，选择正确的方法尽量行病理活检是鉴别诊断的关键。

参考既往文献并结合临床工作经验，作者认为常见误诊原因通常有：

（1）临床缺乏典型性。

（2）起病隐匿，表现不具特异性，多系统发病时，影响诊断。

（3）体格检查不仔细，过分依赖或相信医技检查结果。

（4）肺结节病临床上呼吸系统等表现及全身毒性症状不具有特异性，特别是出现多系统症状时不易鉴别。

（5）临床诊断思维局限，仅满足于常见病、多发病诊断。

（6）放射医生对肺结节病各期胸片演化规律：即初期只见肺门（或伴纵隔）淋巴结肿大，其后逐渐缩小，但肺内间质病变逐渐明显，后期肺门、纵隔淋巴结完全消退，仅残存肺内病变的特点缺乏了解，以征象描述代替疾病诊断，导致临床医生判断错误而误诊。

（7）治疗效果不佳未深究其原因。

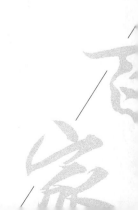

肺结节病的治疗

  由于病因不明，目前对肺结节病的治疗也存在着争议。首先，在开始治疗前应考虑是否需要治疗。大量研究发现，30%～80%的患者可在发病首个3年内自行缓解。Judson等分析南卡罗莱纳医科大12年间1774例肺结节病患者发现，需要抗肺结节病治疗的仅占61%，一些无症状并且对器官功能无影响的肺结节病患者，多数病例无需治疗而自行缓解。研究者还发现在Ⅰ期肺结节病患者中，60%～80%的患者未经治疗在1～2年内自行缓解。并且，用于肺结节病治疗的糖皮质激素及其他类药物均有较强的不良反应。因此，大多数学者认为，并不是每一例肺结节病患者均需接受药物治疗。以上所述是医者将要治疗肺结节病患者时要特别重视的观点，可以这样认为，国内肺结节病患者60%不需要立即激素治疗。而目前经常遇到的是，只要诊断肺结节病，不加分析，立即上激素治疗，从而带来很多问题，所以必须要根据患者临床特征、病情严重程度、受累器官损害程度，权衡药物治疗利弊后，再确定是否需要进行治疗和制定合适的治疗方案。一般认为，严重的眼、神经或心脏肺结节病，恶性高钙血症，有症状的 II 期肺结节病，进展的 II 期肺结节病（进行性肺功能下降）及 III、IV 期肺结节病，应积极应用药物治疗。目的在于控制肺结节病活动，保护重要脏器功能不受累。对暂不进行治疗的患者，通常要临床观察病情变化 1 年以上。

35. 糖皮质激素是治疗肺结节病的首选用药

糖皮质激素能迅速减轻局部及全身症状、抑制肉芽肿性炎症的发展、纠正高钙血症，从而缓解病情，改善肺功能。因此，糖皮质激素是治疗肺结节病的首选用药。有研究发现肺结节病患者在应用糖皮质激素治疗后，临床症状有所缓解，取活检标本复查也证实病变部位肉芽肿减少。然而，也有研究发现经糖皮质激素治疗后肺纤维化程度更加严重。这可能与肉芽肿反应的双重调理作用有关。一方面，持续的肉芽肿炎性反应，反复的损伤、修复会促进肺纤维化。而另一方面，肉芽肿也能够清除异性物质，起保护作用。糖皮质激素在抑制肉芽肿炎性反应时，也抑制了白介素 1、2（IL-1，2）、γ - 干扰素等淋巴因子。因此，并不是每一位肺结节病患者均需要糖皮质激素的治疗。应根据不同的病情，选择性应用合适剂量的糖皮质激素，以求获取最大的治疗作用、最小的不良反应。

（1）糖皮质激素应用指征

1）绝对适应证：①眼结节病；②肺结节病Ⅱ、Ⅲ期；③中枢神经系统结节病；④心肌结节病；⑤肺结节病合并脾功能亢进；⑥顽固性高钙血症。

2）相对适应证：①进行性或有症状的肺结节病（6个月内未自行缓解者）；②破溃的皮肤和淋巴结病变；③有明显全身症状；④关节、鼻、咽和支气管黏膜病变；⑤持久面神经麻痹。

（2）糖皮质激素的具体应用方案

激素治疗肺结节病的理想剂量与用药时间长短尚无定论，应依据患者个体差异制定不同的治疗方案。大量研究经验表明口服激素初始计量为 20 ～ 40 mg/d，并且前 3 个月服药剂量不应低于15mg/d。通常，患者在服用激素 2 ～ 4 周即可观察到病情改善。治疗 3 个月后进行评估，若有效，则以 10mg/d 的剂量维持 9 个月左右，然后在 6 个月内逐渐减量至撤药。总疗程应≥15 个月，不少于 12 个月。若 4 ～ 6 周后临床症状或胸片无缓解，则患者可能进展至肺纤维化期，即使加大激素剂量，延长治疗疗程也未必能取得良好的效果。此时，则应该考虑是否停用糖皮质激素或加用其他药物治疗。目前已经证实激素的短期疗效是值得肯定的，但是远期疗效却无定论。外国有学者对 37 例激素治疗和 37 例未经治疗的肺结节病患者进行随访，结果发现激素治疗 3 个月后，激素治疗组胸片恢复状况明显好于未治疗组。然而，在 1 年后两组临床症状及胸片表现并无明显差异。另一项随访时间长达 15 年的前瞻性研究也无法证实激素的长期疗效。这是因为激素自身会造成病灶吸收延长，从而导致肺结节病的病程延长。

激素治疗开始后，何时将激素减量与停药是比较困难的。一般需要对治疗 3 个月患者进行评估。目前，判断患者对治疗是否有反应主要通过临床症状、影像学及肺功能的改善情况来评估。90% 的患者能在激素治疗后症状有所改善，可将维持剂量降至 15mg/d 以下。65% 的甚至可将维持剂量降至 10mg/d 以下。然而，有一部分患者，却不能减至 20mg/d 以下，此时，则应考虑或合并其他用药。美国胸科协会、欧洲呼吸协会、世界肺结节病协会等均推荐进行为期 1 年的激素治疗。但有一部分患者，必须以小剂量长期维持治疗。这类需要长期治疗的患者被认为是属于缓慢进展、有发生肺纤维化的倾向。而肺纤维化是肺结节病最常见的死因。因而对于这类患者的治疗应与急性肺结节病有所区别，当发现有活动性炎症存在时应积极地给予激素治疗，以减少肺纤维化的发生，并且更缓慢地减量。

肺结节病复发是糖皮质激素治疗过程中另一棘手难题。当激素剂量较快减至 < 15mg/d 时，会有部分患者出现复发。此时若加至原先剂量（20 ～ 30mg/d），仍能达到较好的治疗效果。研究发现肺结节病的复发与发病时的临床症状有一定关系，有肺外侵犯的患者治疗后的复发可能性较无肺外侵犯的患者明显升高。因此，对于此类患者，应强调更大剂量、更长疗程的治疗方式，必要时还应合用细胞毒类药物。学者们认为约 20% ～ 50% 的患者在停药 1 年后出现复发。作者认为国内患者复发率并没有报道的

这么高。对于这种停药后复发的患者再治疗时应考虑小剂量长期维持治疗。若复发患者肺结节病已进展为肺纤维化，则应将治疗重点转向加强支持治疗而不是加大激素剂量来控制肺结节病。

（3）吸入性糖皮质激素的应用

鉴于长期口服糖皮质激素的不良反应，近年来，学者们将研究目光转向了吸入性糖皮质激素。相对于口服用激素而言，吸入性糖皮质激素能获得更高的肺组织局部浓度，使得病变部位细胞免疫与炎性反应受到抑制，从而逆转器官功能障碍，并且因其口服生物利用度低，能减轻全身用药的不良反应。研究发现吸入表面激素可抑制白三烯、前列腺素等炎性介质合成，干扰花生四烯酸代谢，抑制迟发变态反应和气道高反应性，减轻血管渗漏，并且与靶器官上的糖皮质激素受体（GR）结合，形成激素受体复合物，继而以二聚体形式进入细胞核，与糖皮质激素应答因子结合，影响基因转录水平，从而减轻气道炎症以及重塑，改善肺结节病患者的气道功能，缓解临床症状。然而，有研究发现单纯吸入性糖皮质激素后仅能对患者症状有所改善，并不能影响病程、胸片的进展。其原因是单纯吸入激素是通过减轻气道高反应性减轻症状而并非抑制炎症产生的影响。因此，目前吸入性糖皮质激素仍不作为肺结节病患者治疗的首选方法。但是，口服联合运用吸入性激素治疗能明显提高患者气道功能，同时能降低口服激素剂量，减少并发症，使肺结节病患者获益。对于复发肺结节病患者及需长期维持剂量治疗的患者是值得推荐的。

（4）糖皮质激素的不良反应及防治

①医源性肾上腺皮质功能亢进：因糖皮质激素具有较弱的储水、储钠、排钾作用，并且能引起脂肪的重新分布。过量服用糖皮质激素会引起水钠潴留、脂代谢异常。临床常表现为满月脸、水牛背、向心性肥胖、皮肤变薄、水肿、低血压、低血钾、高血压、血糖升高、糖尿病等。一般较轻者停药后此类症状即可消失。若病情较重应加用降压药及降糖药。为预防此类不良反应，在开始应用糖皮质激素治疗肺结节病时即应采用低盐、低糖、高蛋白及富含钾的饮食。若患者原有严重的高血压、糖尿病、心肌梗死、癫痫及妊娠期妇女则禁用或慎用。

②诱发或加重感染：糖皮质激素可通过各种途径抑制体内淋巴细胞数量及活性，从而体现出免疫抑制功能，进而使得机体防御功能也受到抑制。因此，长期应用糖皮质激素可诱发感染或使得体内潜在的原发感染灶扩散，应告知患者在治疗期间避免接触易感染因素，防止外源性感染。并且，肺结节病常与结核并存，必要时在应用激素治疗肺结节病的同时还需加用抗结核药联合治疗。

③心血管系统并发症：糖皮质激素会使血浆胆固醇浓度增加，引起血脂升高，并由于其弱醛固酮作用使得水钠潴留。长期应用患者会出现高血压、动脉粥样硬化、心力衰竭等。在治疗有心脏基础疾病、高血压病史患者时，应给予较小剂量并定期监测患者心功能、血压变化。

④消化系统并发症：糖皮质激素可刺激胃酸、胃蛋白酶分泌

并抑制胃黏液分泌，降低胃肠黏膜的抵抗力。因此可能会诱发或加剧消化性溃疡，甚至造成消化道出血或穿孔。少数患者还可能诱发胰腺炎或脂肪肝。故应用激素治疗有消化道病史的患者时需严密观察，必要时应停药或与抗酸剂、胃黏膜保护剂等药物联用。

⑤骨质疏松：糖皮质激素促进蛋白质分解、抑制其合成并且能够增加钙、磷排泄，从而引起骨质疏松。骨质疏松多见于儿童、绝经期妇女及老人。严重者甚至可发生自发性骨折。在我国，40岁以上肺结节病发病率不低于青年组。对于这部分肺结节病患者，长期较大剂量激素的使用极可能造成或加重骨质疏松。因此，对于原有骨质疏松病史或近期有这种病史的老年肺结节病患者应慎用激素。国外有研究显示，高钙血症在肺结节病患者中占10%～20%。血钙及尿钙还是诊断肺结节病的重要参数之一，在治疗过程中应定期检测血钙，若有异常则应减量或停药。

⑥糖尿病：糖皮质激素促进糖原异生、降低组织对葡萄糖的利用。因此，长期应用会引起糖代谢紊乱，出现糖耐量受损或类固醇性糖尿病。这类糖尿病对降糖药物敏感性差。因此，当患者治疗过程中出现血糖过高甚至尿糖时应停药，并根据病情给予口服降糖药或注射胰岛素治疗。

综上所述，目前激素是治疗肺结节病的主要药物，治疗应遵循大剂量控制症状，改变肺内病变后，逐渐减量至维持－停留这一过程，绝大多数患者能顺利完成治疗，减量过程中的反跳和停药后复发的患者属少数。鉴于糖皮质激素的多种不良反应，在开始应用激素疗法 4 ～ 8 周后，应进行疗效及不良反应评估，认真衡量药物对具体病例的利与弊。不建议每个患者治疗方案一致化，而应强调个体化治疗方案，针对不同患者制定最合适的治疗方案。

36. 当激素治疗效果不佳时应考虑应用其他非激素类替代药物

当激素治疗效果不佳、或在应用激素治疗时患者出现严重不良反应、停药后复发及有激素禁忌证时应考虑应用其他非激素类替代药物。有研究表明在一些肺结节病亚型，应用非激素类药物更为有效。如针对皮肤、黏膜结节病选用氯喹；针对结节红斑和关节痛，则可给予非激素类消炎、抗感染药（吲哚美辛）；肺结节病神经系统受累选用甲氨蝶呤和环磷酰胺的远期效果比糖皮质激素好。

（1）细胞毒性药物

①甲氨蝶呤（methotrexate，MTX）：甲氨蝶呤（MTX）是治疗肺结节病的二线用药中应用最多的一种药物，主要通过调节肺巨噬细胞功能发挥作用，能抑制肺结节病病灶中活化的巨噬细胞释放肿瘤坏死因子 -α（TNF-α）和氧自由基。因其起效时间为 6 个月左右，故常应用于激素抵抗或复发的慢性肺结节病患者。MTX 目前多采用每周小剂量疗法，第一周起始剂量一般为 5 ～ 10mg，第二周为 7.5 ～ 10mg，维持剂量为每周 10mg，

连续 6 个月。随后根据病情每 6 ～ 9 周减量 2.5 ～ 5mg。经大量临床研究发现，MTX 治疗眼部、皮肤、神经系统等部位肺结节病时有效率可达 75% ～ 100%，而治疗肺结节病的有效率为 40% ～ 47%。若应用激素治疗的同时联用 MTX，可明显减少糖皮质激素剂量。并且 MTX 出现不能耐受的不良反应概率小于糖皮质激素，是一种较为理想的激素替代药物。MTX 主要经肾脏代谢，并且还可能导致粒细胞减少。因此，应用 MTX 治疗期间，每 6 ～ 8 周应检查 1 次血常规及肝肾功能。此外，若累积剂量＞ 10g，还应注意肝功能的损害及过敏性肺炎的发生。

②硫唑嘌呤（azathioprine，AZA）：AZA 通过其活性代谢产物 6- 巯基鸟嘌呤三磷酸（6-TGTP）通过错配修复途径触发细胞周期停滞和凋亡、改变细胞大小和多和形态、抑制核苷酸和蛋白质的合成从而抑制淋巴细胞的增殖、增加活化 T 细胞的凋亡或程序性死亡达到消炎、抗感染作用。研究表明 AZA 对肺结节病神经系统损害及慢性肺结节病效果较好。若联用激素治疗，可分别减少各自的用药剂量，减少各自不良反应的发生。故也作为肺结节病二线用药的常用药。AZA 在消化道吸收较好，主要经口服给药。一般剂量为 100mg/d，服药时间为 4 ～ 73 个月。因有效成分 6-TGTP 为其代谢产物，故在口服后需经过数周或数个月才能起效。AZA 常见不良反应为肝功能损害、诱发胰腺炎及胃肠道反应。服药期间注意血常规及肝功能的检测。另外，由于其抑制 DNA 的合成，具有致畸性，因此，孕期及哺乳期妇女禁用此药。

③环孢素 A（cyclosporin A）：环孢素 A 是一种从真菌代谢产物中提取得到的第三代免疫抑制剂。它主要通过抑制肺结节病患者 T 细胞释放 IL-2 和单核细胞趋化因子，还能减少肺泡巨噬细胞 TNF-α、IL-8 的释放，从而抑制炎症反应，减轻症状。目前，常用于皮质激素和甲氨蝶呤治疗无效的肺结节病患者、神经系统及眼部肺结节病患者。对于肺结节病疗效与其药物相比不具有优越性，这可能与环孢素 A 在肺组织局部浓度过低有关，因此，对于大部分肺结节病患者而言，并不建议选用环孢素 A 作为治疗用药。

④环磷酰胺（cyclophosphamide）：环磷酰胺通过抑制细胞免疫和体液免疫来抑制炎症作用，研究表明环磷酰胺针对 B 细胞（体液免疫）作用更加明显。临床常用口服及静脉注射两种给药方法。口服剂量一般为 50 ～ 100 mg/d，分 2 次口服，需连用 2 ～ 4 周。静脉注射多为一次 500 ～ 800mg，2 ～ 4 周注射 1 次。该药在肺结节病中应用相对较少，多用于难治性肺结节病或经激素等药物治疗失败的神经系统、心脏、肾脏病变。用药期间会出现恶性白细胞减少、膀胱炎、肝肾功能损害等不良反应。用药期间，应注意监测血、尿常规、肝肾功能变化。孕妇及哺乳期妇女禁用此药。

⑤来氟米特（leflunamide）：来氟米特是一种人工合成的异噁唑类化合物，具有免疫抑制及抗增殖作用。来氟米特常口服给药，药物经消化道及肝脏分解后噁唑环被打开形成活性产物丙二

酸次氮酰胺（A771726）。A771726 通过抑制二氢乳酸脱氢酶的活性进而抑制淋巴细胞嘧啶从头合成过程，最终抑制淋巴细胞活化、增殖、分化；还通过抑制 NF-κB 活性、酪氨酸激酶活性抑制 T 淋巴细胞增殖、活化进而抑制炎症反应。来氟米特首次服用剂量 10 ～ 20mg/d。一般不作为肺结节病患者常选用药，仅用于一些严重、难治性肺结节病患者中。同其他细胞毒类药物相似，来氟米特用药过程中也会出现恶性白细胞减少、肝功能损害等不良反应，故用药期间需定时检测血常规、肝功能变化。孕妇、哺乳期妇女禁用。

（2）抗微生物药

① 磷 酸 氯 喹（chloroquine diphosphate） 和 羟 氯 喹（hydroxychloroquine）：磷酸氯喹和羟氯喹均为抗疟疾药。后来，研究发现这两种药对皮肤和黏膜结节病有较好的疗效。在近些年的研究中发现磷酸氯喹及羟氯喹对Ⅳ期肺结节病、结节病神经系统损害也有较好的治疗效果。对于氯喹的作用机制，目前暂不明确，可能是通过抑制肺巨噬细胞的抗原呈递功能及 TNF-α 和 IL-6 的释放进而抑制抗原识别作用及参与肉芽肿性炎症的各种细胞因子（核因子 B、IL-2）的生成和释放，最终抑制炎症反应。氯喹通常采用口服给药，首次用药剂量一般为 500mg/d，连用 2 个月；随后再分别以 250mg/d 的剂量连用 2 个月防止其复发。有研究者称氯喹只能抑制炎症反应但不能治愈结节病，因此复发率极高。与激素相比，其消炎、抗感染作用相对较弱。不过，不

良反应却远小于糖皮质激素，故临床常用于慢性结节病及单系统（皮肤或神经系统）受累的肺结节病患者。氯喹常见不良反应为视网膜病变及消化道症状，治疗过程中需定期行眼部检查。

②米诺环素：米诺环素是一种半合成的新型四环素衍生物，在四环素类抗菌药物中抗菌作用最强，与其他四环素类药物相比，其优越之处在于具有较高的亲脂性，组织渗透性强。米诺环素可抑制 T 淋巴细胞增殖、抑制 T 淋巴细胞抗原加工过程，减少炎症反应过程中 IL-6、TNF-α、IL-2 的生成与释放，从而抑制肉芽肿病灶炎症的发生。米诺环素一般口服用药，首次剂量多为 200mg/d，后续维持剂量为 100 ～ 200mg/d。米诺环素在皮肤科疾病应用较广，故常用于皮肤结节病的治疗。用药期间，会出现皮疹等不良反应，一般在停药后即可自行缓解。

（3）细胞因子调节剂

①沙利度胺（thalidomide）：沙利度胺又名反应停。首先应明确沙利度胺具有极强的致畸性，曾造成过严重的"反应停事件"。但沙利度胺的药理作用非常广泛，近些年研究者发现其在肿瘤、风湿免疫性疾病、皮肤病等方面有治疗作用。如今，沙利度胺已被用于结节病的临床治疗，尤其是对皮肤结节病疗效更明显。沙利度胺用于结节病治疗的机制主要在于其通过对 TNF-α 抑制发挥免疫调节作用进而抑制炎症反应的发生。沙利度胺多采用口服给药，常用剂量为 50 ～ 200mg/d。目前该药对结节病的疗效局限于皮肤结节病，对肺结节病的治疗效果并不明显。鉴于

其强致畸性，一般不作为肺结节病患者的常用药，并且一定告诫患者在应用此药时注意避孕措施。除致畸性外，应用该药期间还可能出现嗜睡、便秘、皮疹及无痛性周围神经病等不良反应，必要时应立即停药。孕妇、哺乳期患者禁用此药。

②己酮可可碱（pentoxifylline，PTX）：己酮可可碱（PTX）是一种非选择性磷酸二酯酶抑制剂，是甲基黄嘌呤衍生物。PTX可抑制肺巨噬细胞释放 TNF-α、IL-1β、IL-10 等多种细胞因子，起免疫抑制作用。临床上作用与糖皮质激素（地塞米松）类似，故也应用于结节病治疗中。相比其他药物，PTX 表现出更好的疗效，常用于严重的肺结节病及皮质激素耐受的结节病患者。一般口服剂量维持在 400mg，每日 2 次，后续维持剂量保持在 400 ～ 1200mg，分次口服。不良反应较少，少数患者可见腹泻。对于其远期疗效还需进一步研究。

③英夫利西昔单抗（infliximab）：英夫利西又名类克，是一种特异性抗 TNF-α 单克隆抗体，能特异性结合 TNF-α，从而抑制 TNF-α 引起的免疫及炎症反应。目前有几例报道该药成功治疗结节病的病例，因其价格昂贵，注射给药目前无法广泛应用于临床。该药首次一般剂量为 3 ～ 5mg/kg。后续维持剂量为每 4 ～ 8 周 3 ～ 10mg/kg。关于该药长期疗效及不良反应还有待于进一步评估。近些年有研究发现英夫利昔的应用可能会增加感染的概率，尤其是感染结核的危险性增加。这可能与其抑制粒细胞反应有关。应用此药时，定期检查血常规监测粒细胞变化。若患

者疑似肺结节病合并结核，则禁用该药。

④ 依那西普（etanercept）：依那西普是一种 TNF-α 抑制剂，能与人体血清中可溶性 TNF-α、TNF-β 结合，进而阻断二者与细胞表面的 TNF 受体结合，抑制由 TNF 受体介导的炎症反应过程。该药一般采取皮下注射给药，剂量为每周 2 次，每次 25mg。北京协和医院曾报道 1 例应用依那西普成功治疗皮肤结节病病例。关于其远期疗效，仍待更多学者进一步研究。

37. 中医疗法治疗肺结节病目前暂没有成熟的经验

传统中医中并没有关于肺结节病的记载，现代中医则认为本病类属于"咳嗽""喘症""痰症"等范畴。中医辨证（临床表现）或为痰、或为瘀、或为湿、或为虚。中医认为肺结节病以痰瘀凝结、肺肾气虚为主要症候。故治疗以软坚散结、活血化瘀、理气消痰、滋阴润肺、补肺益肾为主。即先服用具有化痰、化瘀的中药使痰瘀所致结节随气而散，随血而消，再结合患者特点服用具有或"补气"、或"滋阴"、或"温阳"作用的中药补肺益肾、健脾益气，进一步治疗肺结节病。中医称之为"消法""补法"。据报道，全国已有数例肺结节病患者经此法治疗并取得较好疗效。但是，此法的治疗机制仍需进一步探索。针对难治性肺结节病及易复发肺结节病患者，可考虑结合选用中医疗法治疗。

38. 激素联用二线药物疗法是目前复发肺结节病、难治性肺结节病的推荐治疗方案

（1）慢性肺结节病

至今为止，仍未有指南、共识对慢性肺结节病给出明确定义。现在一般认为，若肺结节病患者活动期超过 2 年，患者需接受治疗并且合并肺结节病其他表现，则称之为慢性肺结节病。慢性肺结节病激素治疗时间窗更长，治疗剂量一般维持与 15mg/d 以上。研究发现，慢性肺结节病患者在应用激素治疗的同时联用其他前述二线用药如甲氨蝶呤则可减少激素剂量，减少不良反应的发生。

（2）难治性肺结节病

与慢性肺结节病相同，难治性肺结节病目前也无明确定义。临床上将伴有多种肺结节病合并症、经治疗仍处于活动期的肺结节病称之为难治性肺结节病。对于难治性肺结节病的治疗仍在临床研究阶段，未有一个明确治疗方案。临床常试用二线治疗药物或激素联用二线药物治疗。

综上所述，虽伴有多种不良反应，糖皮质激素仍是肺结节病治疗的首选药，细胞毒性药、抗微生物药及细胞因子调节剂等二线药物各有优劣，在今后的研究中将更能体现其价值。激素联用二线药物疗法是目前复发肺结节病、难治性肺结节病的推荐治疗方案。

肺结节病活动的评估与预后

39. 肺结节病是否存在进行性肉芽肿性炎症常用"活动性"和"非活动性"来描述

1994 年《中华呼吸和结核杂志》对活动性评判的标准为：

（1）活动性：病情进展，血清ＡＣＥ活性增高，免疫球蛋白增高或血沉增快。有条件的单位可做支气管肺泡灌洗术，参考灌洗液中的淋巴细胞百分数和Ｔ辅助细胞／Ｔ抑制细胞的比值，或作稼 67 扫描来判定活动性。

（2）无活动性：临床好转，上述客观指标基本上属正常者。如果持续好转，病情稳定状态达 5 年以上者，可称为痊愈。近年来，肺结节病活动期评价的标准有了更深的认识，目前决定是否治疗最好依据：①是否出现临床症状；②有无器官功能障碍；③器官是否受损变形；④判定疾病活动性的有关指标是否明确。

40. 血清 ACE 水平可作为临床和预后评估的辅助指标

现在认为有几种血清试验可作为临床和预后评估的辅助指标，最突出的指标是血清 ACE 水平。研究表明已升高的血清 ACE 水平常在疾病缓解或经糖皮质激素治疗后下降。尽管 ACE 水平与全身肉芽肿性炎症相关，但由于不同研究发现这一试验存在巨大差异使其使用价值尚不肯定。由于 ACE 不能对任何单一器官功能障碍有评估意义，也不能预示疾病的发展，所以一般认为不应根据其水平做出是否治疗的决定。有报道认为血清溶菌酶、β_2- 微球蛋白、新蝶呤以及可溶性白介素 2 受体（sIL-2R）可作为疾病活动的生化标志物，因为他们在临床表现明显的病例中均有升高。虽然这些测定对探讨其免疫激活有一定价值，但其临床应用价值尚待证实。

41. 支气管肺泡灌洗液中淋巴细胞分析对病情评估十分有意义

基于对 BAL 标本能反映肺结节病炎症改变这一认识，对 BAL 有关测定与疾病活动性进行了比较。有些研究发现 CD4 淋巴细胞或 CD4/CD8 比值与疾病活动性或临床进程相关；而有些则发现这些指标在不同患者组间有较大变异和重叠。最近的观点认为没有一个单项指标 / 或支气管肺泡灌洗液测定足以用于临床决策。虽然 BAL 作为临床处理患者的作用尚未完全确立，但作者认为仍是极有价值的研究工具。

42. 肺结节病的预后受发病时的表现影响很大

表现为 Löfgren 综合征者一般预后良好，大多可在几周到几个月内缓解。无症状的肺门淋巴结肿大者一般也在几年内完全缓解。总体上说，69% ～ 80% Ⅰ 期肺结节病可以自然缓解。如果将大量未认定的自然缓解的肺结节病一起考虑，则绝大部分肺结节病预后良好。Ⅱ 期肺结节病预后稍差，自然缓解率占 50% ～ 60%。当接受糖皮质激素治疗后反应迅速，但需要维持较长的时间以防止肺纤维化。Ⅲ 期肺结节病自然缓解较少，而且并不总是对激素疗法有效。在进行性纤维囊性变患者常出现肺功能不全和肺心病，其预后很差，因此此组病例均有不可逆的肺损害。尽管有些患者在其临床经过中清晰地显示出影像学的连续演变，但有些则可以消退或在很长一段时间内无明显变化。

43. 初始症状的严重性可提供重要的预后信息

经验表明，初始症状的严重性可提供重要的预后信息。胸外肺结节病可能并不代表预后差。当胸外肺结节病出现严重症状时，则该病可能倾向于表现为持续性，而且需要治疗。典型的器官受累表现常在临床病程的同一年中出现。外周淋巴结肿大，唾液腺肿大及面神经麻痹一般可自然缓解或治疗后消退，而且常不复发。

44. 妊娠对肺结节病的长期预后影响甚小

一般来说，妊娠对肺结节病的长期预后影响甚小。有时在慢性肺结节病的孕妇可见到自然缓解，使得皮质激素用量暂时减少。如果妊娠后出现加重，则需要恢复到原来维持量。

45. 人种是影响预后的重要因素

从得到的国外医院资料估计，直接因肺结节病死亡率4% ~ 5%。主要原因包括呼吸衰竭、肺心病、大咯血、心脏骤停以及因慢性肾功能衰竭而致的尿毒症。英美几家研究中心的研究提示人种是影响预后的重要因素，其中非洲裔美国人和印第安人最易出现慢性持续性病变而招致较高的发病率和死亡率。国内肺结节病发病率，以及上述并发症和死亡率均明显低于前述人种。

参考文献

1. 江文洋，陈蕾，范国华，等．肺结节病的研究进展．实用医学杂志，2015（9）：1388-1390.

2. 柯淑君，施珏倩，于红，等．以粟粒样结节为主要表现的肺结节病和肺结核的 CT 鉴别诊断．海军医学杂志，2015（6）：520-522，533.

3. 李慧，曹敏，徐庆庆，等．超声支气管镜引导下针吸活检术与常规支气管镜活检术对结节病诊断价值的比较．中华医学超声杂志（电子版），2016，13（2）：144-149.

4. 王彩彩，段蕴铀．结节病活动性判断最新研究进展．国际呼吸杂志，2012，32（23）：1837-1840.

5. 黄燕，路聪哲，王彩彩，等．C57BL/6 小鼠结节病样肉芽肿模型的建立及鉴定．中华结核和呼吸杂志，2013，36（8）：587-591.

6. 张新红，段蕴铀，冯华松，等．近 10 年肺结节病误诊文献调查分析．中国综合临床，2011，27（2）：156-158.

7. 张新红，李庆棣，郑红．结节病并胸腔积液 6 例报道．解放军医学杂志，

1999, 24（4）：305.

8. 张新红，冯华松，段蕴铀，等 . 92 例结节病诊断分析 . 中华实用诊断与治疗杂志，2010，24（5）：494-496.

9. 聂舟山，张新红，冯华松，等 . 90 例肺结节病患者激素治疗分析 . 解放军医学杂志，2011，36（12）：1374-1375.

10. 张新红，冯华松，聂舟山，等 . 激素治疗对结节病Ⅰ期和Ⅱ期疗效影响观察 . 中国医药，2011，6（3）：278-279.

11. Spagnolo P, du Bois RM. Genetics of sarcoidosis.Clin Dermatol, 2007, 25 (3)：242-249.

12. Izbicki G，Chavko R，Banauch GI，et al. World Trade Center "sarcoid-like" granulomatous pulmonary disease in New York City Fire Department rescue workers. Chest，2007，131（5）：1414-1423.

13. Chen ES，Moller DR.Etiologies of Sarcoidosis.Clin Rev Allergy Immunol，2015，49（1）：6-18.

14. Swaisgood CM，Oswald-Richter K，Moeller SD，et al.Development of a sarcoidosis murine lung granuloma model using mycobacterium superoxide dismutase a peptide.Am J Respir Cell Mol Biol，2011，44（2）：166-174.

15. Chen ES，Song Z，Willett MH，et al. Serum amyloid A regulates granulomatous inflammation in sarcoidosis through Toll-like receptor-2.Am J Respir Crit Care Med，2010，181（4）：360-373.

16. Zissel G，Prasse A，Müller-Quernheim J.Immunologic response of sarcoidosis. Semin Respir Crit Care Med，2010，31（4）：390-403.

17. Maeda H, Niimi T, Sato S, et al. Human herpesvirus 8 is not associated with sarcoidosis in Japanese patients.Chest, 2000, 118 (4): 923-927.

18. Bouvry D, Mouthon L, Brillet PY, et al. Granulomatosis-associated common variable immunodeficiency disorder: a case-control study versus sarcoidosis.Eur Respir J, 2013, 41 (1): 115-122.

19. Agostini C, Adami F, Semenzato G. New pathogenetic insights into the sarcoid granuloma.Curr Opin Rheumatol, 2000, 12 (1): 71-76.

20. Wessendorf TE, Bonella F, Costabel U. Diagnosis of Sarcoidosis.Clin Rev Allergy Immunol, 2015, 49 (1): 54-62.

21. Ramachandraiah V, Aronow W, Chandy D. Pulmonary sarcoidosis: an update. Postgrad Med, 2017, 129 (1): 149-158.

22. Sidhu JS, Brar S, Remakus C, et al. BALF CD103+CD4+/CD4+ ratio alone is enough to support the diagnosis of sarcoidosis in an appropriate clinicopathologic setting.Respir Med, 2016, 119: e10-e12.

23. Shen Y, Pang C, Wu Y, et al. Diagnostic Performance of Bronchoalveolar Lavage Fluid CD4/CD8 Ratio for Sarcoidosis: A Meta-analysis.EBioMedicine, 2016, 8: 302-308.

24. Oki M, Saka H, Kitagawa C, et al. Prospective study of endobronchial ultrasound-guided transbronchial needle aspiration of lymph nodes versus transbronchial lung biopsy of lung tissue for diagnosis of sarcoidosis.J Thorac Cardiovasc Surg, 2012, 143 (6): 1324-1329.

25. Dziedzic DA, Peryt A, Orlowski T.The role of EBUS-TBNA and standard

bronchoscopic modalities in the diagnosis of sarcoidosis.Clin Respir J，2017，11（1）：58-63.

26. Kahkouee S，Samadi K，Alai A，et al. Serum ACE Level in Sarcoidosis Patients with Typical and Atypical HRCT Manifestation.Pol J Radiol，2016，81：458-461.

27. Nunes H，Soler P，Valeyre D.Pulmonary sarcoidosis.Allergy，2005，60（5）：565-582.

出版者后记
Postscript

科学技术文献出版社自 1973 年成立即开始出版医学图书，40 余年来，医学图书的内容和出版形式都发生了很大变化，这些无一不与医学的发展和进步相关。《中国医学临床百家》从 2016 年策划至今，感谢 600 余位权威专家对每本书、每个细节的精雕细琢，现已出版作品近百种。2018 年，丛书全面展开学科总主编制，由各个学科权威专家指导本学科相关出版工作，我们以饱满的热情迎来了《中国医学临床百家》丛书各个分卷的诞生，也期待着《中国医学临床百家》丛书的出版工作更加科学与规范。

近几年，中国的临床医学有了很大的发展，在国际医学领域也开始崭露头角。以北京天坛医院牵头的 CHANCE 研究成果改写美国脑血管病二级预防指南为标志，中国一批临床专家的科研成果正在走向世界。但是，这些权威临床专家的科研成果多数首先发表在国外期刊上，之后才在国内期刊、会议中展现。如果出版专著，又为多人合著，专家个人的观点和成果精华被稀释。为改变这种零落的展现方式，作为科技部所属的唯一一家出版机构，我们有责任为中国的临床医生提供一个系统展示临床研究成果的舞台。为此，我们策划出版了这套高端医学专著——《中国医学临床百家》丛书。

"百家"既指临床各学科的权威专家，也取百家争鸣之义。

丛书中每一本书阐述一种疾病的最新研究成果及专家观点，按年度持续出版，强调医学知识的权威性和时效性，以期细致、连续、全面展示我国临床医学的发展历程。与其他医学专著相比，本丛书具有出版周期短、持续性强、主题突出、内容精练、阅读体验佳等特点。在图书出版的同时，同步通过万方数据库等互联网平台进入全国的医院，让各级临床医师和医学科研人员通过数据库检索到专家观点，并能迅速在临床实践中得以应用。

在与作者沟通过程中，他们对丛书出版的高度认可给了我们坚定的信心。北京协和医院邱贵兴院士说"这个项目是出版界的创新……项目持续开展下去，对促进中国临床学科的发展能起到很大作用"。中国人民解放军第二军医大学孙颖浩校长表示"我鼓励我国的泌尿外科医生把自己的创新成果和宝贵的经验传播给国内同行，我期待本丛书的出版"；北京大学第一医院霍勇教授认为"百家丛书很有意义"。我们感谢这么多临床专家积极参与本丛书的写作，他们在深夜里的奋笔，感动着我们，鼓舞着我们，这是对本丛书的巨大支持，也是对我们出版工作的肯定，我们由衷地感谢作者的支持与付出！

在传统媒体与新兴媒体相融合的今天，打造好这套在互联网时代出版与传播的高端医学专著，为临床科研成果的快速转化服务，为中国临床医学的创新及临床医师诊疗水平的提升服务，我们一直在努力！

科学技术文献出版社

2018 年春

病例 1：患者女性，48 岁。

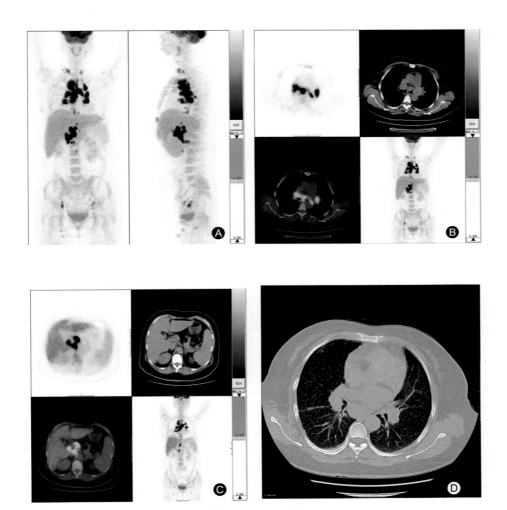

彩插 1　PET-CT 图像

A. 双侧锁骨上、纵隔（1-8 区）、膈上后组、前组、肝门区、腹膜后、双侧髂窝、腹股沟多发淋巴结结节病侵犯；B、C. 右肺、胸膜结节病浸润；D.X 线分期 2 期。

病例2：患者女性，50岁。

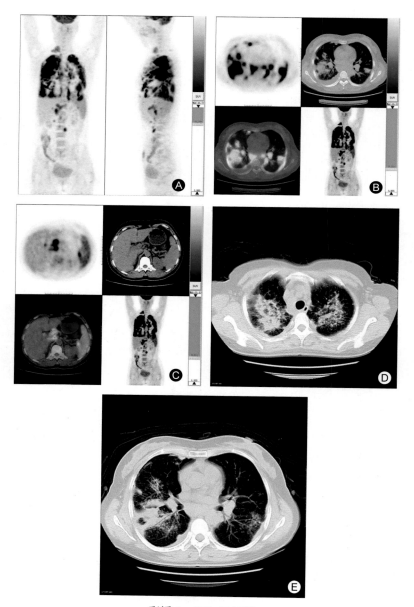

彩插 2　PET-CT 图像

A. 右锁骨上、纵隔（1-9区）、腹膜后多发淋巴结肺结节病侵犯；B、C. 两肺、胸膜、脾脏多发肺结节病浸润；D、E.X 线分期 2 期。

病例3：患者女性，59岁。

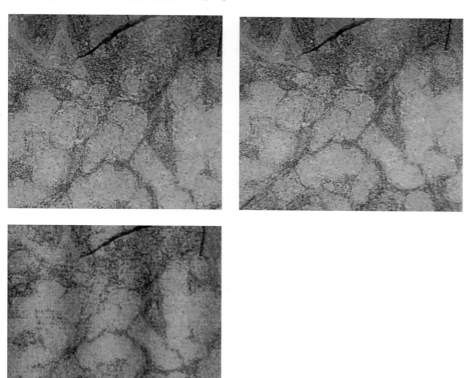

彩插3　淋巴结活检

病理诊断：

（纵隔淋巴结）切除标本，术中送检组织一块，大小 2.2cm×1.5cm×0.5cm，术后送检组织一堆，大小 2.5cm×1.5cm×0.6cm；

肉芽肿性炎，肉芽肿由上皮样细胞及多核巨细胞构成，肉芽肿内可见网织纤维及血管，未见干酪样坏死。病变符合结节病。

组织化学染色：网织纤维染色（+），抗酸染色（-），PAS（-）。

一步法免疫组化标记：上皮样细胞 CD68（+++）；血管内皮 CD34（+）；肉芽肿内及周围淋巴细胞 CD4（++），CD8（+）。